La ménopause

Docteur Alain Tamborini

La ménopause

Guide médical

Préface du
Professeur agrégé
Roland Taurelle

Le Livre de Poche

SOMMAIRE

Préface

Ménopause : sujet caché, sujet tabou, sujet presque honteux dont on avait naguère peine à prononcer le nom, en confidence dans le secret d'une conversation très privée, en face d'une amie qui pourrait peut-être comprendre une situation presque coupable.

Des troubles des règles de la cinquantaine, il ne fallait pas parler ; voulait-on demander conseil à son médecin, en espérant de lui un soulagement à ces bouffées de chaleur parfois invalidantes : « Cela vous passera ma chère, c'est un mauvais cap à franchir, vous n'avez qu'à prendre patience. » Des troubles atrophiques postménopausiques, il n'en était pas question et pourtant que de problèmes conjugaux, que d'inconfort touchant à la vie intime, que de complications parfois.

Cependant, tandis que se développaient progressivement les connaissances de l'hormonothérapie féminine, certains médecins d'abord, puis les femmes elles-mêmes prirent conscience du problème Ménopause.

En 1980, la période du « retour d'âge » est devenue un sujet d'actualité qui sous-entend une véritable prise de conscience de phénomènes souvent troublés qui marquent une période de la vie féminine dont l'expression en rappelle une autre aussi agitée, celle de la puberté.

Avec plus ou moins de bonheur les média se sont emparés de l'affaire et ont fait qu'une demande de plus en plus pressante s'exerce auprès du médecin de famille, du gynécologue et de l'endocrinologue. Démarche éminemment souhaitable et utile si l'on veut retenir que le rôle du médecin est triple : il doit d'abord expliquer l'origine des symptômes en fonction de la période considérée, il doit ensuite assurer le *dépistage* des anomalies gynécologiques et mammaires à un âge où le cancer commet les plus grands ravages, ce qui nécessite d'en faire le diagnostic le plus tôt possible, il doit enfin éventuellement proposer un traitement en expliquant pourquoi et en démythifiant parfois des craintes abusives.

Certes, à l'heure actuelle, les femmes sont de mieux en mieux informées des possibilités thérapeutiques, mais il est un autre aspect, à mon sens beaucoup plus important, qui s'exprime par une nouvelle définition de notre société moderne. En effet, les femmes occupent une place de plus en plus importante dans la vie actuelle : actives, exerçant souvent d'importantes responsabilités, elles désirent et doivent conserver jeunesse et dynamisme en essayant, avec le concours du médecin, de repousser les outrages d'une période critique que leurs mères subissaient encore avec fatalisme.

Responsable du département « Ménopause » dans mon service à l'hôpital Boucicaut, le docteur Alain Tamborini a entrepris de s'adresser par ce livre aux onze millions de Françaises intéressées. Il a, je crois, réussi à éviter l'écueil du scientifique qui s'exprime de façon trop savante et qui lasse rapidement ; au contraire, il a tenté d'expliquer de façon simple l'origine des symptômes et les bases de traitement. Il a d'autre part écarté les notions de vieillissement, de déchéance physique et psychique qui sont trop souvent rattachées à la ménopause et que certains promettent d'effacer à coups d'hormones comme par un simple coup de baguette magique. Le docteur Tamborini a voulu que se dégagent les notions d'écoute, de contact amical, de compréhension qui doivent présider à l'entretien médical et que les drogues ne suffisent pas et ne suffiront jamais à remplacer.

En réalité, ce « guide pratique » est un ensemble simple, facile à lire, où chacune peut trouver l'explication et peut-être la solution de son propre problème qui reste toujours un cas particulier ; son message éducatif peut préparer avec utilité une consultation que l'on avait jusque-là repoussée ou refusée par ignorance, par crainte ou par manque de confiance.

En ce sens, Alain Tamborini a raison quand il exprime que Fatalisme et Résignation font place à l'Espoir.

Professeur agrégé Roland Taurelle.

1

Quand fatalisme et résignation font place à l'espoir...

Nous sommes tous conditionnés par notre éducation et par la société dans laquelle nous vivons. Depuis la puberté, la douleur (pendant les règles, avant les règles, au cours des accouchements, de la ménopause) s'inscrit dans le cerveau de la femme, comme inéluctable, « normale ». Votre éducation vous pousse à accepter, subir douleur et malaises, comme des attributs inévitables de la féminité. Arrivée à la cinquantaine, une femme s'apprête donc à subir tout naturellement, avec fatalisme, la dernière mais peut-être la pire des agressions de sa vie de femme : la ménopause. Chargé d'une consultation spécialisée dans la surveillance et le traitement de la ménopause, je suis toujours étonné par la résignation avec laquelle une multitude de femmes subissent, des années durant, des troubles physiques et psychiques majeurs, pourtant facilement accessibles à une thérapeutique.

Madame C... en est un exemple :

Madame C... a cinquante-six ans, mère de trois enfants, elle est ménopausée depuis trois années et vient me consulter. L'éducation, le passé, l'environnement ayant une grande influence en gynécologie, je l'invite à confier son « histoire » depuis le début de sa vie.

Pendant les années qui suivirent la puberté, ses cycles étaient irréguliers. Les règles, douloureuses, étaient précédées de gonflements, de tension des seins. « Ce qui est normal », précise-t-elle.

Un médecin consulté affirma que cet inconfort allait céder avec le mariage. Le mariage survint, Madame C... avait vingt ans, les troubles persistent... On lui prédit alors que tout s'arrangerait avec la première grossesse qui survint très rapidement, l'année suivante. Madame C... accoucha péniblement d'un fils de 4,100 kg. A la suite de cet accouchement difficile, l'utérus s'était retourné, rétroversé. Cette rétroversion entraîna des douleurs « au fond » pendant les rapports, qui s'associèrent aux douleurs prémenstruelles. Madame C... accepte, subit avec fatalisme et résignation, puisqu'on lui dit que cela est « normal », « habituel ».

Les années passent, Madame C... est désormais

mère de trois enfants. Elle a fait deux fausses couches provoquées. « On ne m'a jamais parlé de contraception », « J'ai toujours vécu dans la hantise d'une grossesse supplémentaire », « La pilule, le stérilet, ce n'est pas de ma génération », autant de phrases maintes fois entendues. La cinquantaine se profile à l'horizon. Madame C... redoute l'âge de la ménopause que son éducation pousse à ressentir comme une perte de la féminité, de la séduction, la fin de sa vie de femme. Parallèlement, cependant, elle attend l'arrêt des règles comme un soulagement, une issue naturelle à l'inconfort, la fin des irrégularités menstruelles et du souci de contraception...

Les règles s'espacent puis s'arrêtent à cinquante-trois ans, mais apparaissent les bouffées de chaleur, les gonflements, la prise de poids rapide et résistant au régime, pourtant sévère... Madame C... se renseigne et se heurte aux sempiternelles réponses : « C'est normal », « Ça va passer », « Il faut laisser faire la nature », « Les hormones, c'est dangereux ». Madame C... subit, se résigne, attend, découragée, la fin des malaises qui persistent...

Trois années ont passé depuis l'arrêt des règles. Madame C... a pris douze kilos, les bouffées de chaleur la réveillent plusieurs fois chaque nuit. Son irritabilité provoque des conflits avec son entourage. Ses changements de caractère la surprennent elle-même : tour à tour agressive, ne supportant rien, puis déprimée, abattue, éclatant en sanglots sans raison, sujette à des crises d'angoisse. Ayant appris l'existence de consultations spécialisées dans la surveillance et le traitement de la ménopause, Madame C... décide de s'y rendre.

Quand fatalisme et résignation font place à l'espoir... Cette histoire véridique est exemplaire et triste. Exemplaire, car elle est vécue par des centaines de milliers de femmes. Triste, parce qu'il existe des traitements médicaux pour combattre efficacement les troubles ressentis par Madame C... Ces thérapeutiques connaissent depuis très longtemps un large succès dans les pays anglo-saxons. Malheureusement, en France, le manque d'informations, la peur, les coutumes, se dressent comme de redoutables obstacles à l'utilisation de ces traitements. La ménopause constitue une redoutable agression aux multiples visages : agression physique mais aussi psychologique et sociale.

Agression physique car la carence ovarienne précipite les processus de vieillissement. Agression psychologique qui peut être le point de départ de véritables dépressions nerveuses, dans lesquelles, nous le reverrons, les perturbations hormonales peuvent jouer un rôle important. Agression sociale parce que dans notre société qui offre une place de choix à la jeunesse, l'image de la femme qui vieillit est ressentie comme péjorative, dévalorisante.

On peut espérer une profonde modification de notre attitude face à la ménopause car l'évolution des mentalités est en « retard » sur les progrès de nos connaissances médicales. Pendant longtemps,

Les tabous, les préjugés sont nombreux et vivaces autour de la ménopause. Si l'on est médicalement bien « armé » contre les troubles physiques, encore faut-il lutter contre nos idées reçues, nos mentalités, qui restent encore des freins au développement des traitements de la ménopause.

peut-être parce qu'elle ne frappe que les femmes, l'étude de la ménopause a été longtemps délaissée par les médecins qui étaient tous des hommes. Mais depuis les années 60, et surtout 70, les travaux se sont multipliés et les connaissances ont rapidement progressé. On s'est rendu compte que la carence ovarienne entraînait de multiples effets qu'auparavant on ne rattachait pas à la ménopause. Cette meilleure compréhension du fonctionnement des ovaires a permis d'élaborer des traitements efficaces qui apportent déjà un bien-être physique et moral à des millions de femmes dans le monde. Utilisés aux États-Unis depuis 1956, les traitements hormonaux ont fini par franchir les frontières et les mentalités des pays latins. L'information revêt une importance toute particulière en ce qui concerne la ménopause. En effet, son traitement est encore trop souvent considéré comme superflu et nécessite donc une adhésion, une motivation de votre part. Cette adhésion, cette coopération indispensables, reposent sur une bonne connaissance du problème et des moyens de le résoudre. Les informations concernant la ménopause sont encore rares et souvent contradictoires. Ce « vide » relatif contribue à freiner l'expansion de son traitement.

Ce livre a été écrit pour faire le point à l'aube des années 80, car cette décennie verra une rapide et considérable augmentation de la demande en matière de traitement de la ménopause. Vous trouverez dans cet ouvrage de nombreux renseignements pratiques, des conseils mais jamais de directives. Il n'y a pas de « traitement standard » « passe-partout » de la ménopause.

Votre personnalité, votre sensibilité, votre environnement et vos soucis font de vous un être unique. C'est à vous de choisir l'attitude qui vous permettra de mieux vivre votre ménopause.

Puisse la lecture de ce livre éclairer votre choix.

2

Qu'est-ce que la ménopause ?

La ménopause : un mot qui inquiète et qui fait peur ; un mot chargé de tabous et de préjugés.

La multitude et la complexité des problèmes qu'elle soulève est telle qu'il est impossible d'en donner une définition concise. Car si étymologiquement elle signifie arrêt des règles, ce signe n'en représente qu'une facette. En effet, la ménopause recouvre un ensemble de phénomènes qui s'étendent sur de nombreuses années. On peut ainsi distinguer trois étapes :

- Une période de préménopause qui s'étale sur 1 à 10 années, caractérisée par un déséquilibre hormo-

Trois périodes aux frontières imprécises

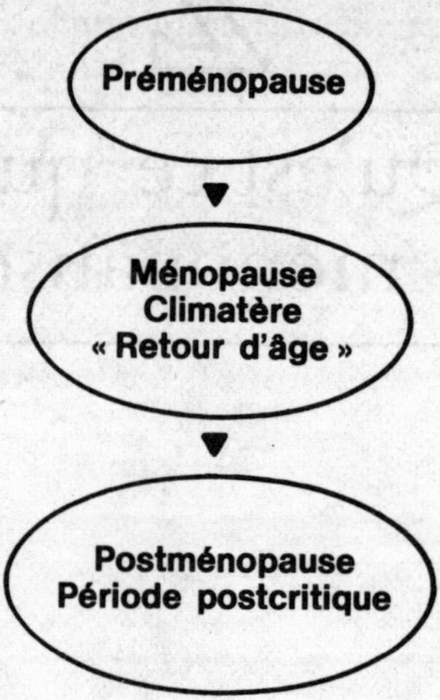

---

nal, responsable d'anomalies que nous reverrons en détail au chapitre suivant ;

- La ménopause vraie, communément appelée « retour d'âge » ou « climatère » dont le signe le plus objectif est effectivement l'arrêt des règles ;
- Une période de postménopause qui s'étale jusqu'à la fin de la vie et dont les conséquences se confondent avec celles du vieillissement.

Un problème nouveau

Grâce aux meilleures conditions de vie, et grâce aux progrès de la médecine, la longévité humaine s'est considérablement accrue depuis un siècle. En 1850, l'espérance de vie était de quarante ans. En 1900, elle était de 48 ans. Il a donc fallu attendre le début du XXe siècle pour voir l'espérance moyenne de vie dépasser le stade de la ménopause. Aujourd'hui, vous pouvez légitimement espérer vivre soixante-dix-huit ans, soit plus d'un tiers de votre vie après la ménopause.

On se trouve donc confronté à une situation nouvelle.

A quel âge survient la ménopause ?

L'âge moyen de la ménopause varie en fonction des pays, des races, des climats, et des conditions socio-économiques. Il existe sans doute une certaine prédisposition familiale à sa survenue précoce ou tardive. Schématiquement, vous serez ménopausée une année plus tard que votre mère l'a été, et environ au même âge que vos sœurs. Ainsi, il existe des familles à ménopause précoce et des familles à ménopause tardive. Toutefois, cette loi souffre de nombreuses exceptions.

En Europe, l'arrêt des règles survient en moyenne entre 51 et 52 ans.

Quant à la période de préménopause, ses frontières sont beaucoup plus floues. Elle débute en général vers quarante-cinq ans, parfois plus tard, parfois beaucoup plus tôt, dès l'âge de quarante ans.

11 000 000 de femmes concernées

En France, il existe 8 000 000 de femmes ménopausées auxquelles peuvent s'ajouter 3 000 000 de femmes en état de préménopause. Ce chiffre particulièrement important et le fait que chaque femme sera tôt ou tard concernée font de la ménopause un *problème médical majeur.*

Un problème sous-estimé

L'arrêt de la sécrétion hormonale par les ovaires engendre de multiples effets que la médecine met progressivement en évidence : il est apparu ainsi que la carence des ovaires joue un rôle considérable dans l'accélération du vieillissement. De même, on a découvert que les hormones peuvent avoir des influences sur l'apparition de certains cancers, la prise de poids ou la dépression nerveuse.

Un sujet tabou

Depuis vingt ans, les mentalités et les mœurs ont considérablement évolué. Des sujets que l'on n'osait pas évoquer remplissent désormais les pages de nombreux magazines.

Il en va ainsi de la sexualité.

Paradoxalement, dans une époque où tout est permis, où tout est exprimé, étudié, disséqué, la ménopause représente encore un sujet tabou. Tout comme les règles, c'est un sujet dont il n'est pas convenable de parler. Ce mystère, cette inconnue, engendrent l'anxiété et la crainte.

La femme de cinquante ans dans notre société

Notre société confère une place privilégiée à la jeunesse. L'image de la femme après cinquante ans est une image péjorative, dévalorisée par rapport à son image sociale antérieure. Cette notion, ces préjugés sont les fruits de notre éducation. La femme de cinquante ans le ressent parfois douloureusement.

Un nombre important de femmes arrivant actuellement à la cinquantaine ont eu pour préoccupation essentielle d'assumer leur rôle de mère, rôle auquel les avait préparées leur éducation. Le départ des enfants, qui vont « vivre leur vie », affecte tout particulièrement la mère et la prive du rôle essentiel qu'elle a joué pendant près de trente années. Une femme peut alors injustement se sentir inutile, dévalorisée à ses propres yeux.

Une sociologue américaine a étudié le rôle de la société dans les troubles de la ménopause. Elle s'intéressa tout particulièrement aux femmes indiennes de la tribu des Rajputs dans le Rajasthan, car ces femmes ne présentaient aucun des troubles fonctionnels (bouffées de chaleur, malaises...) de la période critique, troubles habituels dans notre société. Macha Flint, la sociologue américaine, expliqua ainsi cet état de choses : jusqu'à l'âge de la ménopause, les femmes Rajputs étaient tenues de rester voilées. Elles ne devaient pas quitter leur habitation. Après l'arrêt des règles, leur rôle social se transformait et était considérablement valorisé. Elles obtenaient une certaine autorité sur les autres femmes et participaient aux décisions de la tribu. Macha Flint concluait en disant que dans notre société, l'idée qu'on se faisait de la ménopause, le « mythe » de la ménopause jouait un rôle considérable dans les troubles présentés.

C'est certainement exact en partie mais nous

reverrons que le « mythe » de la ménopause, qui est bien vivace, ne peut tout expliquer et que de nombreux troubles physiques, comme la sécheresse des muqueuses, sont tout à fait organiques, objectifs et ne doivent pas épargner les femmes Rajputs.

Les préjugés, le fatalisme

Vous êtes, consciemment ou non, profondément influencée par votre éducation, et les « on-dit » de votre entourage. Ces « messages » que vous recevez de l'extérieur font naître un certain nombre de préjugés et d'idées reçues. Le concept de ménopause en est particulièrement chargé. Tout ce que vous avez entendu jusqu'à présent vous a fait associer ménopause et vieillesse, ménopause et perte de la féminité.

Pour un grand nombre de jeunes femmes, la ménopause représente un seuil redouté au-delà duquel tout change et la vie perd tout intérêt. Vous pensez encore le plus souvent que les perturbations de la ménopause sont inéluctables, qu'elles arrivent en leur temps, et qu'il n'y a rien à faire. Ainsi, jusqu'à ces dernières années, les femmes subissaient les outrages de la ménopause avec un fatalisme empreint d'amertume et de nostalgie pour leur jeunesse trop vite disparue.

Ce fatalisme est le triste héritage de votre éducation, fruit de « l'expérience » de vos aînées. « Il faut laisser faire la nature », vous diront trop souvent celles qui en leur temps, n'ont pu bénéficier des traitements qu'aujourd'hui on peut vous proposer. Par jalousie ou par dépit, elles ne comprennent pas toujours que leurs cadettes désirent éviter les épreuves qu'elles ont subies et dont elles conservent les traces.

Le manque d'information

Jusque vers 1960, le vide quasi-total de l'information en médecine a laissé le champ libre à de fausses idées, particulièrement nuisibles en ce qui concerne la ménopause.

Depuis une vingtaine d'années, les média se sont penchés sur les problèmes de santé. On constata alors une extraordinaire soif d'information de la part du public, sorte de réaction explosive contre l'ignorance dans laquelle il avait été maintenu jusqu'alors.

Les informations médicales se sont multipliées, mais de façon souvent « injuste ». A l'affût de l'événement, du sensationnel, les journalistes privilégient certains domaines, en particulier chirurgicaux, et en ont laissé beaucoup d'autres dans une ombre qu'ils ne méritaient pas. Il en va ainsi de la ménopause, sujet délaissé en gynécologie, à l'opposé de la contraception ou de la sexualité, sujets plus « commerciaux ».

L'évolution des mentalités

L'anecdote suivante illustre cette évolution. En 1975, une émission télévisée sur la ménopause fut programmée. Les organisatrices de l'émission appelèrent les téléspectatrices à venir participer au débat. Aucune n'accepta. Le jour venu, les médecins conviés se retrouvèrent seuls, sans interlocutrices, et ne purent que répondre à des questions adressées par lettres anonymes.

Quatre années plus tard, en 1979, la dynamique et sympathique équipe réalisatrice décida de renouveler l'expérience. On mesura alors l'extraordinaire chemin parcouru en quatre années. En effet, les téléspectatrices furent très, très nombreuses à manifester leur désir d'être présentes sur le plateau. J'eus le privilège de participer à cette émission. Les réactions et l'abondant courrier suscités par le débat me permirent de mesurer le vertigineux pouvoir des média, facteur privilégié de progrès dans ce domaine.

Le dernier combat des femmes

La deuxième moitié du XXe siècle voit une importante mutation de notre société. Jusqu'alors cantonnées dans des rôles dits secondaires, les femmes ont pris conscience de leur valeur et ont conquis les moyens de la faire respecter.

Par elles-mêmes, elles ont obtenu des succès et des concessions que les hommes étaient peu enclins à leur offrir spontanément. Il en va ainsi, en gynécologie, de la contraception et de l'avortement.

Socialement, notamment sur le plan professionnel, vous avez obtenu les mêmes droits que vos partenaires masculins. Mais, à partir d'un certain âge, de quarante-cinq à cinquante ans, votre santé qui se détériore, ne vous permet plus toujours d'en bénéficier totalement. En restaurant vos possibilités physiques, les traitements de la ménopause doivent vous permettre de conserver une activité pleinement satisfaisante. Sorties victorieuses de tous les combats dans lesquels elles se sont engagées, les femmes ne tarderont pas à gagner celui de la ménopause.

La complexité du problème

Il est impossible de « brosser » un tableau standard de la ménopause car il réaliserait une sorte de cadre rigide, imaginaire, dans lequel aucune femme ne se reconnaîtrait exactement.

Du point de vue physique, l'ensemble des troubles présentés par une femme n'est jamais exactement superposable à celui présenté par une autre. D'autre part, le même signe n'est pas vécu ou perçu de la même façon par deux femmes différentes (il en va ainsi, par exemple, de la prise de poids). Le climat conjugal et familial joue un rôle important aux abords de la cinquantaine. Il est certain que les femmes ayant encore des enfants au foyer surmontent plus facilement les inconvénients de cette période critique. A l'opposé, les troubles du caractère, fréquents à cet âge peuvent entraîner une dégradation du climat familial.

Dans la majorité des cas, l'exercice d'une activité professionnelle protège contre les méfaits de la ménopause. Mais, à l'opposé, l'entourage professionnel est souvent peu compréhensif, voire agressif, envers une femme plus âgée. Ainsi, le voisinage de collègues féminines plus jeunes peut faire l'objet d'un conflit. La cinquantaine est souvent la période à laquelle surviennent conjointement de nombreux changements : changements professionnels, changements familiaux et changements hormonaux. Il existe des inter-relations entre tous ces problèmes.

Chacune d'entre vous représente une personnalité unique qui va vivre sa ménopause, non seulement avec son corps mais aussi avec son cœur, en fonction de son environnement familial et social.

3

Comprendre

Les hormones sécrétées par les ovaires ont de multiples actions dans tout l'organisme. A partir de l'âge de quarante ans, les ovaires peuvent fonctionner moins bien. A cause de cela, votre corps se transforme. Pour comprendre les effets de ce mauvais fonctionnement et comprendre les principes de traitements hormonaux que l'on peut vous proposer, il faut connaître un certain nombre de notions d'anatomie et de physiologie.

Anatomie des organes génitaux
(face)

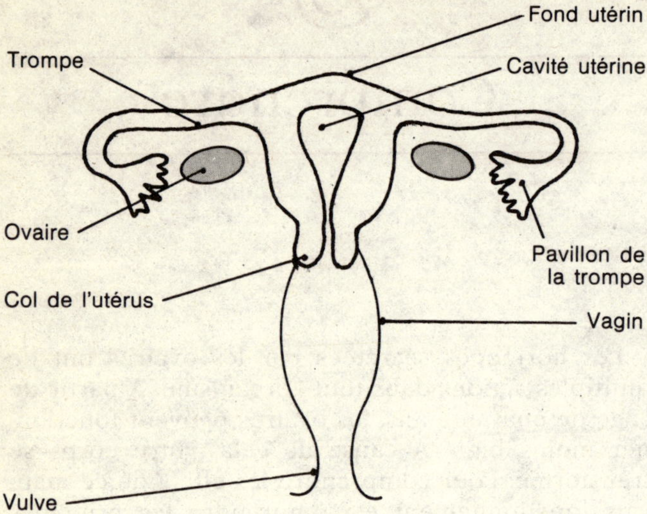

Anatomie des organes génitaux féminins

LES OVAIRES

Situés de part et d'autre de l'utérus, les ovaires sont les glandes sexuelles de la femme. Ils ont la

Anatomie des organes génitaux

(profil)

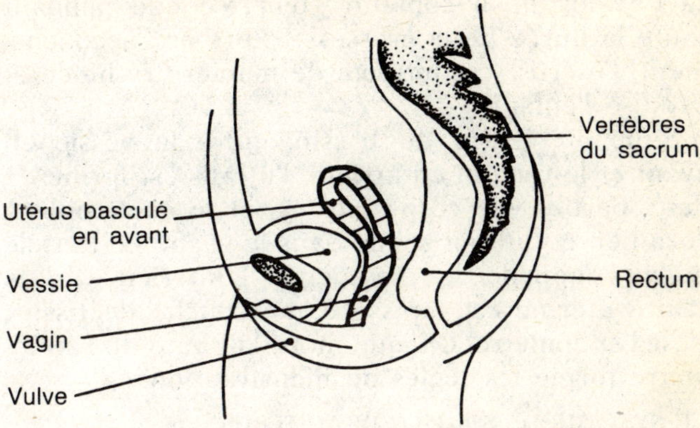

forme et les dimensions d'une grosse amande. Ils produisent chaque mois un ovule et les hormones féminines : les œstrogènes et la progestérone.

LES TROMPES

Ce sont deux conduits symétriques qui prolongent en dehors les cornes de l'utérus et qui permettent le transport de l'ovule.

Les trompes sont douées de mouvements rythmiques qui servent à acheminer l'œuf de l'ovaire vers l'utérus. C'est dans les trompes qu'a lieu la fécondation de l'ovule par le spermatozoïde.

L'utérus ou matrice

L'utérus est un organe musculaire creusé d'une cavité, destiné à contenir l'œuf fécondé pendant toute la durée de la grossesse. Lors de l'accouchement, l'utérus se contracte de manière rythmée et expulse l'enfant.

Situé au centre du bassin, entre la vessie en avant et le rectum en arrière, l'utérus est formé de deux parties : le corps interne, et le col visible à l'examen et qui fait saillie dans le vagin. Le muscle utérin s'appelle le myomètre. L'intérieur de la cavité utérine est tapissé d'une couche de tissu : c'est l'endomètre. Chaque mois, la chute de l'endomètre forme les règles ou menstruations.

Le système de soutien de l'utérus

Dans sa position normale, le corps de l'utérus repose sur la vessie elle-même soutenue par le vagin. Les parois du vagin sont « sanglées » par deux muscles dont la valeur fonctionnelle est très importante : ce sont les muscles releveurs. Ces muscles peuvent être traumatisés ou déchirés au cours des accouchements (en particulier à l'occasion d'accouchements difficiles de gros enfants). La « défaillance » des releveurs peut alors entraîner une descente de l'« édifice » génital : c'est la descente d'organes ou prolapsus.

Habituellement, le corps utérin est basculé en avant. Une fois sur cinq, soit de naissance, soit à la suite d'un accouchement, le corps est basculé en arrière : c'est ce que l'on appelle une rétroversion.

La rétroversion peut être responsable de douleurs pendant les règles, ou à l'occasion des rapports sexuels.

LE VAGIN

C'est un conduit qui relie l'utérus et la vulve. Il se fixe en haut sur le col de l'utérus. Comme nous venons de le voir, ses parois sont « sanglées » par les muscles releveurs.

Anatomie du sein

Le sein est une glande composée de plusieurs parties : des cellules sécrétantes groupées en formations appelées acini et des éléments excréteurs : les canaux galactophores. Il existe une vingtaine de canaux galactophores qui convergent vers le mamelon et y débouchent chacun par un petit orifice.

La totalité de cette structure glandulaire occupe une place restreinte dans le volume du sein. La glande proprement dite est entourée par du tissu conjonctif dense qui donne au sein sa forme et sa consistance. Le tout est enveloppé par du tissu adipeux. Les proportions respectives de ces différentes formations varient considérablement avec l'âge. Les années passant, la part du tissu adipeux devient plus importante au détriment du tissu conjonctif. Cela explique le manque de tenue et de fermeté des seins. En effet, contrairement à ce que l'on entend souvent dire, il n'existe pas de muscle suspenseur de sein, leur tenue n'étant assurée que par le tissu conjonctif.

Le cycle menstruel normal

C'est la chute de l'endomètre (couche de tissu qui tapisse l'intérieur de la cavité utérine) qui donne chaque mois les règles.

L'endomètre se modifie, de façon cyclique, sous l'effet d'hormones fabriquées par les ovaires. En première partie du cycle, sous l'action des œstrogènes, l'endomètre prolifère, s'épaissit. En seconde partie de cycle, sous l'action conjuguée des œstrogènes et de la progestérone, l'endomètre prend un aspect sécrétoire.

A la fin du cycle, la chute des taux hormonaux provoque la chute de l'endomètre : les règles.

La pilule, les traitements hormonaux exercent une action sur l'endomètre. Leur arrêt entraîne des « pseudo-règles », ce que l'on appelle des hémorragies de privation. Il s'agit de saignements artificiels.

La régulation du cycle menstruel est sous la dépendance d'un système complexe à trois étages : un étage supérieur de commande situé dans le cerveau, un étage de transmission : l'ovaire, et un étage d'exécution : l'utérus.

Régulation du cycle menstruel

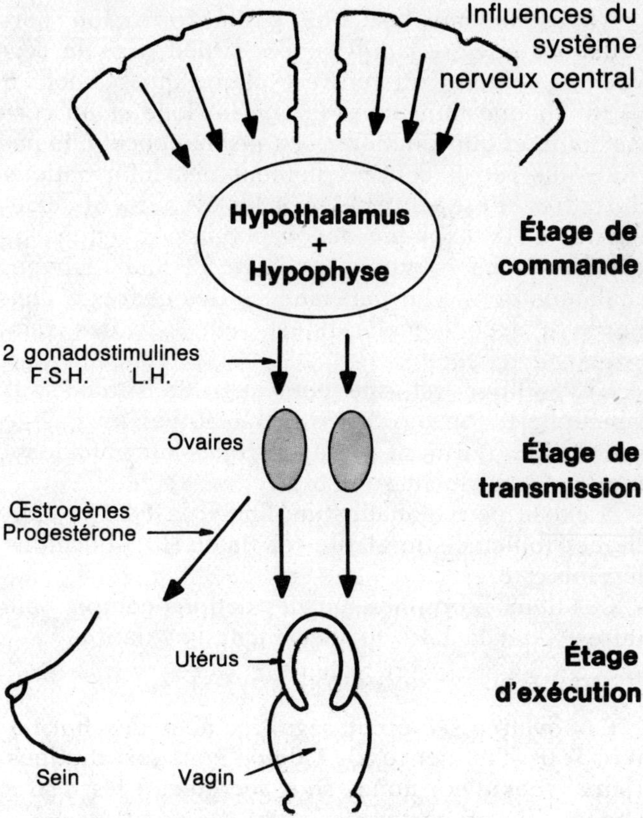

Un étage supérieur de commande associant hypothalamus et hypophyse

L'hypothalamus est une petite formation nerveuse de quelques millimètres située dans le cerveau. Il contient un centre cyclique qui se met en route chaque mois comme une horloge et un centre tonique qui fonctionne en permanence. L'hypothalamus reçoit continuellement des informations du cortex, c'est-à-dire de tous les événements extérieurs. Cela explique les répercussions du psychisme et des émotions sur la vie génitale. L'hypothalamus donne en permanence des ordres à l'hypophyse avec laquelle il est relié par des vaisseaux.

L'hypophyse est une petite glande située sous l'encéphale. Sur ordre de l'hypothalamus, elle sécrète les hormones gonadotropes ou gonadostimulines qui jouent sur l'ovaire.

Il existe deux gonadostimulines : la F.S.H. : hormone folliculo-stimulante et la L.H. : hormone lutéinisante.

Ces deux hormones ont des actions complémentaires. C'est la L.H. qui déclenche l'ovulation.

Un étage de transmission : l'ovaire

Les ovaires sécrètent régulièrement des hormones sous l'influence des deux gonadostimulines. Deux types d'hormones sont sécrétées : les œstrogènes et la progestérone.

Un cycle normal dure vingt-huit jours. En fait, de petites irrégularités de quelques jours sont très

Cycle menstruel normal

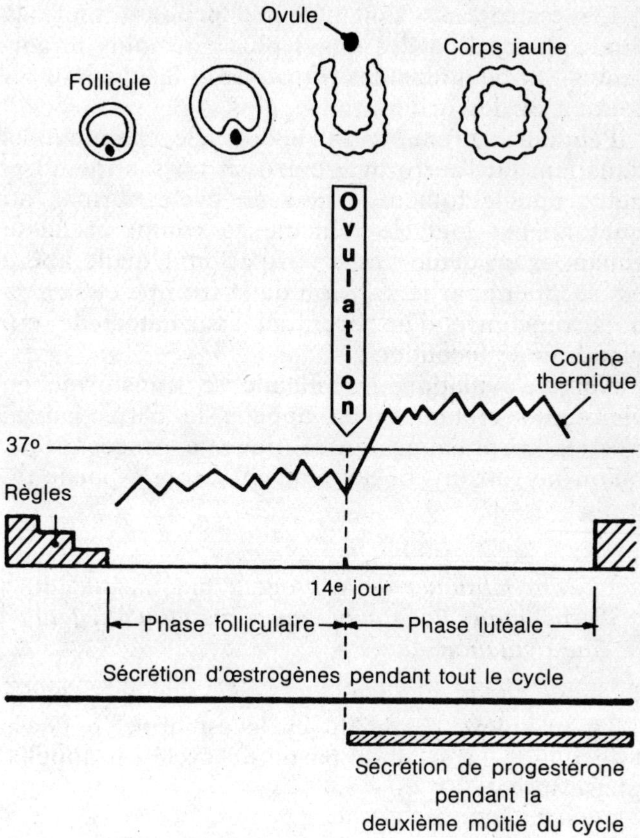

fréquentes et ne doivent pas être considérées comme pathologiques.

Les œstrogènes sont sécrétés pendant toute la durée du cycle à des doses plus ou moins importantes. On peut ainsi les retrouver et les doser dans le sang ou les urines.

Pendant la première partie du cycle, chaque mois dans l'un ou l'autre ovaire grossit un sac membraneux, appelé follicule. Dans un cycle normal, au quatorzième jour, le follicule se rompt et laisse échapper un ovule : c'est l'ovulation. L'ovule libéré est récupéré par le pavillon de la trompe et s'en va à la rencontre d'un éventuel spermatozoïde qui viendrait le féconder.

Après l'ovulation, le follicule se transforme en élément sécrétant qu'on appelle le corps jaune ; c'est le corps jaune qui fabrique la progestérone, qu'on ne retrouvera donc qu'en seconde partie du cycle.

Pour fabriquer de la progestérone, il faut un corps jaune. Pour avoir un corps jaune, il faut une ovulation.

La première partie du cycle est appelée phase folliculaire. La seconde partie du cycle est appelée phase lutéale.

UN ÉTAGE INFÉRIEUR D'EXÉCUTION : L'UTÉRUS

L'utérus subit l'action des hormones sécrétées

par l'ovaire, de même que le vagin et les seins. Ces organes, qui sont touchés par l'action des hormones, sont appelés organes-cibles.

La transformation cyclique de l'endomètre, déjà vue, est un bon exemple des effets des hormones ovariennes.

Les actions physiologiques des œstrogènes, hormones de la féminité

Il existe trois œstrogènes naturels : l'œstrone, l'œstradiol et l'œstriol.

L'œstradiol est le produit le plus actif :

- Au niveau du vagin, les œstrogènes jouent sur la croissance des cellules superficielles ;
- Au niveau de l'utérus, ils font proliférer l'endomètre qui s'épaissit ;
- Au niveau des seins, ils favorisent le développement des canaux galactophores ;
- Au niveau du col de l'utérus, ils sont responsables de la production de la glaire, indispensable à la fécondité.

Les actions physiologiques de la progestérone, hormones de la maternité

- Au niveau du vagin, apparition des cellules intermédiaires, visibles sur les frottis vaginaux ;

• Au niveau de l'utérus, l'endomètre prend un aspect sécrétoire, s'apprêtant à recevoir un éventuel œuf. La glaire cervicale disparaît ;
• Au niveau des seins, les acinis (formations sécrétoires) se développent.

D'autre part, la progestérone a des actions générales : elle est hypnotique, calmante et hyperthermisante (c'est elle qui est responsable du décalage thermique qu'on peut lire sur la courbe de température à l'ovulation).

Les œstrogènes et la progestérone ont parfois des actions dans le même sens (synergie) et parfois des actions opposées (antagonisme).

Dans un cycle normal, il existe un équilibre entre les actions de ces deux types d'hormones. C'est sur cet équilibre que repose votre bien-être.

La dégradation progressive du fonctionnement des ovaires la préménopause : période de déséquilibre hormonal

La qualité de l'ovulation est variable d'une femme à l'autre, et d'un cycle à l'autre chez la

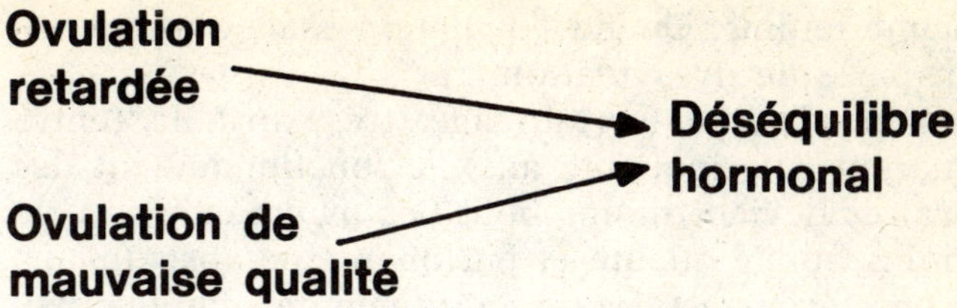
Ovulation retardée
Déséquilibre hormonal
Ovulation de mauvaise qualité

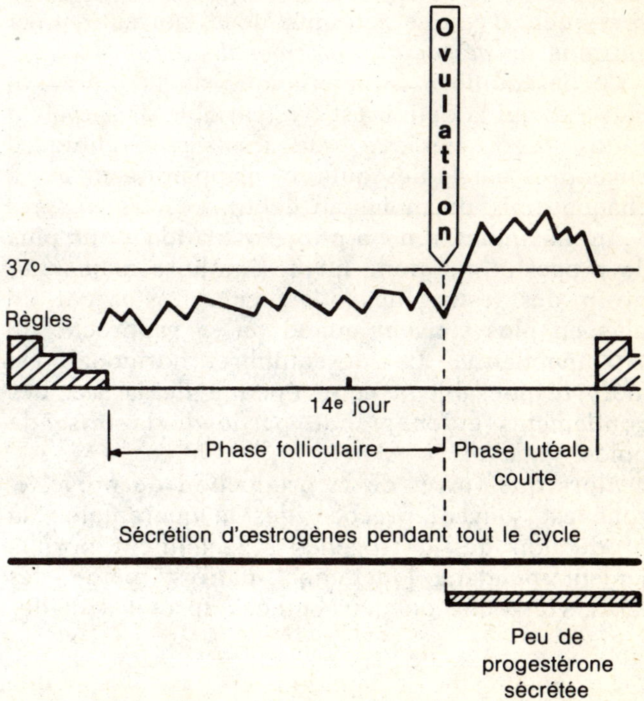
Ovulation
37°
Règles
14e jour
Phase folliculaire
Phase lutéale courte
Sécrétion d'œstrogènes pendant tout le cycle
Peu de progestérone sécrétée

même femme. Quand l'ovulation est moins bonne, on parle de dysovulation.

A partir d'un certain âge, très variable (entre quarante et cinquante ans), le fonctionnement des ovaires devient moins bon. Les ovulations sont de moins bonne qualité et parfois même absentes. La progestérone est donc produite en plus faible quantité ou même pas du tout, alors que les œstrogènes continuent d'être sécrétés aux doses normales. Ceci entraîne *un déséquilibre hormonal.*

Ce déséquilibre caractéristique de la préménopause et qui la définit est très variable d'un cycle à l'autre. Ceci explique que les signes cliniques engendrés par le déséquilibre n'apparaissent pas à chaque mois, du moins au début.

Au maximum, il n'y a plus d'ovulation, donc plus de progestérone, donc un déséquilibre majeur au profit des œstrogènes. C'est ce qui survient de plus en plus souvent quand on se rapproche de la ménopause. Le déséquilibre hormonal est alors responsable à cette époque de la vie, des gonflements et en grande partie de la prise de poids.

Alors que l'arrêt de la production de progestérone est souvent précoce, dès la quarantaine, la production des œstrogènes se maintient normalement pendant longtemps, parfois même des mois, voire une ou deux années après l'arrêt des règles.

La ménopause - La « période critique »

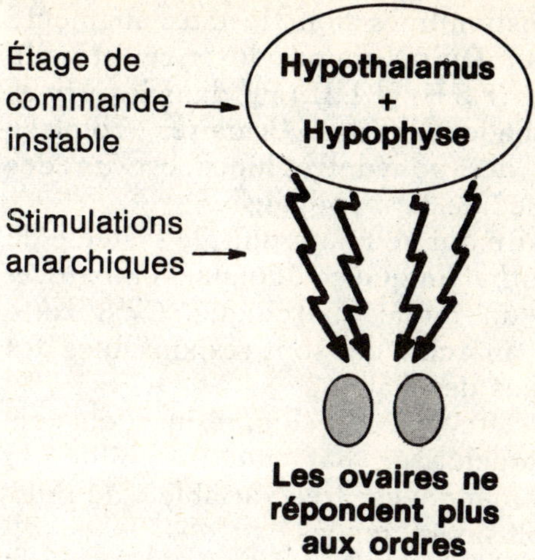

L'arrêt du fonctionnement des ovaires : la ménopause

Les années passent, les cycles deviennent le plus souvent irréguliers. L'ovaire vieillit et répond de moins en moins bien aux ordres de l'étage supérieur de commande (hypothalamus et hypophyse).

L'hypophyse produit de plus en plus, mais en vain, les gonadostimulines dont le taux augmente considérablement. On peut alors doser ces stimulines dans le sang (F.S.H. et L.H.) ou dans les urines (G.U.T. ou Gonadotrophines Urinaires Totales). L'augmentation des gonadotrophines est un des signes biologiques de la ménopause.

Face à cet ovaire qui ne réagit plus, le système de commande hypothalamique se dérègle, s'emballe et fonctionne sur un mode anarchique. C'est cette instabilité, cette anarchie qui sont responsables des fameuses bouffées de chaleur.

La durée de cette période climatérique ou « retour d'âge », caractérisée par une instabilité du système de commande, est très variable : de quelques mois... à plusieurs années.

La disparition des menstruations n'est qu'un élément du tableau réalisé et vous aurez parfois la surprise de les voir réapparaître après plusieurs mois d'absence. Au moment du « retour d'âge », la sécrétion d'œstrogènes persiste souvent mais sur un mode irrégulier, dans les mois, voire les années qui suivent l'arrêt des règles. Cela explique qu'à des périodes de troubles importants peuvent succéder des phases de rémission, qui correspondent à une reprise temporaire des sécrétions hormonales.

La postménopause ou période postcritique

Après quelques mois ou quelques années, l'étage de commande (hypothalamus, hypophyse) se calme. Le taux des gonadotrophines diminue. On entre en postménopause, période de tarissement de toutes les sécrétions hormonales.

4

L'examen gynécologique après 40 ans

Son intérêt

« Mieux vaut prévenir que guérir. »

L'examen gynécologique occupe une place privilégiée dans la surveillance de la santé féminine, en particulier à partir de la quarantaine. Ainsi, même si « tout va bien », même si vous ne ressentez aucun trouble.

> *Un examen gynécologique et mammaire annuel est indispensable à partir de l'âge de 40 ans.*

Pourtant, la grande majorité des femmes négligent actuellement cette consultation annuelle. Plus grave, certaines femmes utilisant des traitements hormonaux, se procurent ou modifient ces traitements sans en parler à leur médecin traitant. Il est ainsi fréquent de voir des femmes à court de « pilule » emprunter la plaquette d'une amie ou d'une collègue de bureau. Ce comportement peut avoir de graves conséquences. En effet, il n'existe pas *la* pilule mais de très nombreux types de pilules dont la composition et les dosages varient, chacune adaptée à un profil physique et hormonal particulier.

Pourquoi ces négligences et cette « fuite » devant l'examen gynécologique ? Parce que cet examen est encore souvent redouté et que son très grand intérêt est méconnu. L'appréhension, la peur face à la consultation en gynécologie est particulièrement fréquente et importante chez les femmes qui ont dépassé la cinquantaine et chez lesquelles, le dernier examen remonte à la dernière grossesse, c'est-à-dire à de nombreuses années auparavant.

Au maximum, l'examen est vécu comme une agression, une humiliation et le refus de le subir constitue certainement un frein en matière de surveillance et traitement de la ménopause. Cette crainte, née de l'inconnu, doit être surmontée quand elle existe. Il faut considérer l'examen gynécologique comme un examen clinique habituel, d'autant plus que s'il est souvent perçu de façon désagréable, il n'est pas douloureux.

Face aux troubles qui peuvent perturber l'organisme et, en particulier, face au cancer du sein et au cancer de l'utérus, cet examen est le *gage de votre sécurité.* Son intérêt, à ce stade de la vie, est capital :

- Il permet de déceler les anomalies de fonctionnement des ovaires, dès le départ ;
- Il permet de prescrire le traitement adapté à *votre* problème ;
- Il permet de pratiquer des *examens de dépistage* à la recherche de lésions malignes (les cancers) ou de lésions qui pourraient le devenir.

> *Le dépistage et le diagnostic précoce constituent la clé du succès dans la lutte contre le cancer du sein et le cancer de l'utérus.*

La cancérophobie

La cancérophobie, c'est-à-dire la peur d'être atteint d'un cancer, peut être à l'origine du refus de consulter en gynécologie. Cette « politique de l'autruche » est encore très fréquente et a des conséquences désastreuses. Ainsi, à cause du retard à consulter, donc du retard apporté au diagnostic, le pronostic, c'est-à-dire les chances de survie d'une femme atteinte de cancer du sein, n'a pas varié depuis vingt années malgré les prodigieux progrès de la médecine.

Encore nombreuses sont les femmes qui consultent *trop tard*, des mois parfois des années après les premiers signes, quand la médecine, malgré son puissant arsenal thérapeutique, ne peut plus les guérir.

Une enquête statistique menée il y a quelques années en France, dans la région parisienne, a montré les résultats suivants que l'on a peine à croire : sur 100 femmes ayant découvert une « grosseur » dans un sein :

— 3 p. 100 consultent immédiatement leur médecin ;
— 30 p. 100 consultent dans l'année qui suit ;
— 67 p. 100 consultent plus d'une année après (en moyenne trois ans).

Ces chiffres inquiétants, pour ne pas dire attristants, sont dus en grande partie, aux « on-dit », aux fausses informations qui circulent au sujet du cancer. Le cancer fait peur, terrifie, au point même qu'on n'ose pas prononcer son nom ou seulement à voix basse.

Qu'est-ce qu'un cancer ? C'est une maladie maligne caractérisée par la prolifération anarchique de cellules anormales. Le cancer se développe pour son propre compte et échappe totalement au contrôle de l'organisme dont il ne suit pas les règles. En fait, parler du cancer, de la lutte contre *le* cancer ne veut rien dire. En effet, il n'y a pas *le* cancer, mais une multitude de sortes de cancers,

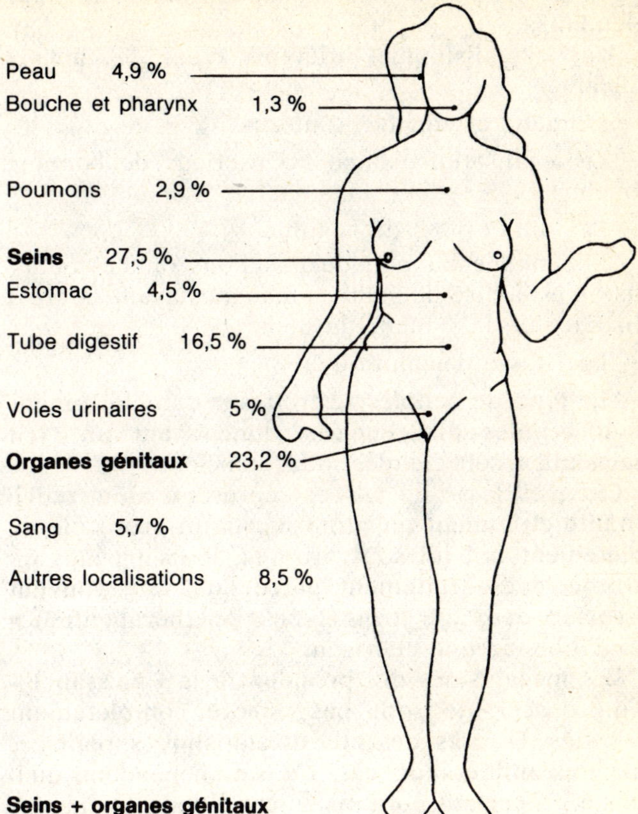

Seins + organes génitaux représentent plus de 50 % des localisations cancéreuses chez la femme

qu'on peut « classer » en tenant compte de certains éléments.

Ainsi, on distingue différents types de cancers suivant :

— L'organe atteint (sein, utérus...) ;

— La localisation exacte à l'intérieur de l'organe touché ;

— Les dimensions de la tumeur ;

— L'existence ou non de ganglions ou de métastase, c'est-à-dire de cellules malignes ayant migré à distance de la tumeur de départ ;

— La vitesse d'évolution ;

— Le type de cellules se trouvant dans la tumeur (soit cellules différenciées, donc ayant un type particulier, soit cellules indifférenciées).

Chaque classe de cancer représente une individualité et connaît un pronostic et un protocole de traitement qui lui sont propres. Nous parlons de protocole de traitement parce qu'il faut souvent associer deux ou trois types de thérapeutiques pour obtenir une guérison.

Les mécanismes qui président à la « naissance » d'un cancer ne sont pas encore complètement élucidés. D'après des études statistiques réalisées sur des milliers de cas, on sait cependant qu'il existe un certain nombre de conditions qui favorisent le développement d'une tumeur maligne et que celle-ci survient plus fréquemment chez certaines catégories de femmes qui présentent des caractères particuliers qu'on appelle *les facteurs de ris-*

ques. Il existe donc, sans aucun doute, une *inégalité devant le cancer.*

> *Les personnes présentant des « facteurs de risques » doivent bénéficier d'une surveillance toute particulière.*

Il y a ainsi une inégalité familiale devant le cancer : par exemple, il y a des familles à cancer du sein.

L'impuissance de la médecine face au cancer, en général, est une notion trop souvent ancrée dans les esprits :

Cette notion est fausse.

Le cancer du sein et le cancer du col de l'utérus sont les deux cancers les plus fréquents chez la femme, qu'ils touchent surtout en préménopause (nous les reverrons plus en détails dans ce chapitre). Leur pronostic dépend essentiellement, pour ne pas dire exclusivement, de la *précocité du diagnostic.*

Face au cancer du sein ou à un cancer du col, au stade de début, on peut obtenir une guérison dans la très grande majorité des cas. Dans les cancers du col limités à la couche superficielle de cellules (stade dit 0), le taux de guérison est même de 100 %.

Vous avez souvent la notion que tout cancer du sein entraîne systématiquement l'ablation de la totalité de la glande, c'est-à-dire une véritable mutilation physique et psychologique.

Cette notion est fausse.

Là encore, la précocité du diagnostic joue un rôle essentiel. Ainsi, au stade de départ, il est possible de ne pas enlever la totalité du sein mais seulement la partie malade et de compléter la chirurgie par d'autres formes de traitement.

Avant de vous rendre chez votre médecin

Afin que vous retiriez le maximum de bénéfice de la consultation, voici quelques conseils et précautions à prendre.

Pour ne rien oublier, notez tous les troubles que vous ressentez et tous les problèmes qui vous préoccupent. N'essayez pas de dissimuler certains problèmes, en particulier psychologiques ou sexuels. Il y a en effet de très nombreuses relations entre le psychisme et le fonctionnement de l'organisme. Par exemple, un arrêt momentané des règles, qu'on appelle une aménorrhée, peut survenir à la suite d'un traumatisme psychologique, comme le décès brutal d'un proche parent.

Notez sur un agenda les dates et la durée de vos règles. Il sera alors très facile d'apprécier la longueur et la régularité des cycles. Si vous avez déjà pratiqué, même longtemps auparavant, des examens sanguins ou des radiographies, n'oubliez pas de les emporter avec vous. Si vous suivez des traitements, même pour une toute autre raison que gynécologique, apportez les prescriptions. Il peut exister des relations entre certaines maladies et les maladies génitales.

D'autre part, certains médicaments peuvent avoir des effets secondaires au point de vue gynécologique. Ainsi, des médicaments employés en neuropsychiatrie peuvent entraîner des perturbations du cycle.

Chez votre médecin

Vous voici chez votre médecin. D'emblée, puisque c'est vous qui l'avez choisi, accordez-lui votre confiance et exprimez-lui avec franchise tout ce que vous ressentez.

Si vous manquez d'informations, n'écoutez pas les « on-dit » de votre entourage, n'hésitez pas à poser les questions qui vous préoccupent à votre médecin. C'est lui qui est le mieux à même de vous répondre.

C'est au tour de votre médecin de vous poser maintenant de nombreuses questions ; ces questions peuvent vous étonner, voire vous irriter, elles sont pourtant toutes utiles. Vous devez comprendre que vous formez un tout et qu'on ne peut traiter votre utérus seulement sans envisager la totalité de vos problèmes physiques et psychiques. Ainsi, le sentiment de bonheur, l'équilibre mental et affectif, sont des éléments fondamentaux pour parvenir à une bonne santé physique, organique.

On appelle antécédents en médecine tout ce qui est arrivé auparavant à vous-même ou à votre famille au point de vue physiologie et pathologie. En effet, certaines maladies sont héréditaires (comme le diabète, les troubles des lipides, c'est-à-dire des graisses du sang, qui peuvent entraîner des accidents cardio-vasculaires...). D'autres antécédents (comme la survenue d'un cancer du sein dans la proche famille) peuvent constituer des « terrains » prédisposés au développement de certaines maladies identiques ou voisines.

L'âge de la ménopause chez votre mère ou chez vos sœurs constitue une bonne indication de l'âge approximatif, auquel devrait survenir votre arrêt des règles.

Toute votre « histoire » médicale personnelle est particulièrement importante. Les interrelations entre les différents secteurs de l'organisme sont si nombreuses que chaque maladie, chaque altération de l'état général, peuvent entraîner des perturbations au niveau des organes génitaux. Par exemple, un amaigrissement très important entraîne presque toujours un arrêt des menstruations : c'est le cas de l'anorexie mentale, mais il est vrai que cette maladie touche surtout les jeunes filles.

Si vous avez déjà été traitée ou hospitalisée en neurologie ou en neuropsychiatrie, il faut absolument en parler, surtout s'il s'agit de dépressions nerveuses. En effet, les syndromes dépressifs sont extrêmement fréquents à la période climatérique et les traitements de rééquilibration hormonale peuvent les combattre très efficacement.

Le nombre et les modalités des accouchements (surtout quand il s'agit d'accouchements longs et difficiles de gros enfants, quand ils ont nécessité l'application de forceps, quand il y a eu des déchirures) peuvent jouer un rôle, au moment de la ménopause, dans la survenue d'un prolapsus, c'est-à-dire d'une descente d'organes, ou d'une incontinence urinaire à l'effort.

Il est important de savoir si les menstruations se sont modifiées les derniers mois ou les dernières années. Si les cycles sont devenus irréguliers, longs ou courts, si les règles ont augmenté en abondance. Si vous avez suivi une contraception hormonale, c'est-à-dire si vous avez pris une pilule, il faut savoir combien de temps et si votre organisme l'a bien tolérée.

Si vous êtes à la période climatérique, du « retour d'âge », ou bien déjà ménopausée, expliquez comment cette ménopause s'est installée et quels sont les symptômes qui vous gênent le plus (bouffées de chaleur, insomnie, prise de poids...).

L'environnement, l'entente conjugale, le bien-être familial et professionnel, jouent un rôle très important au moment de la ménopause. Le moindre déséquilibre dans ces domaines peut accroître, potentialiser des troubles jusqu'alors mineurs. A cette époque de la vie, un minimum d'exercice physique (marche, gymnastique) est particulièrement bénéfique. L'existence d'un tabagisme (plus de quinze cigarettes par jour) peut contre-indiquer la prescription d'un traitement hormonal.

L'examen gynécologique proprement dit

Acceptez-le, car il est indispensable. Ne le redoutez pas, car il n'est pas douloureux. Il commence par un examen clinique général qui apprécie en particulier votre morphologie, taille, poids (une prise de poids est extrêmement fréquente à la préménopause ou à la ménopause), votre tension artérielle, l'état veineux.

Nous reverrons dans un chapitre ultérieur le problème de la prise de poids, qui préoccupe tout particulièrement la majorité des femmes.

L'examen gynécologique commence par l'inspection de la région vulvaire. A l'effort de poussée, le médecin peut rechercher une éventuelle descente d'organes et à l'effort de toux, une éventuelle perte d'urines. Le temps suivant consiste en l'introduction d'un spéculum dans le vagin.

Le spéculum est un instrument à deux valves qui permet d'écarter les parois du vagin et donc d'en bien visualiser le fond et le col utérin. Il existe différentes tailles de spéculum adaptées aux dimensions du vagin. Le spéculum en place permet de rechercher une anomalie du col et de pratiquer un certain nombre de tests ou de prélèvements (frottis, prélèvement de pertes, biopsies...).

Le toucher vaginal associé au palper abdominal, apprécie la position de l'utérus, son volume, sa consistance et sa sensibilité. De chaque côté de l'utérus, on peut percevoir les ovaires. L'inspection et la palpation des seins terminent, en général, l'examen.

A l'occasion de la consultation, un certain nombre d'examens, appelés examens complémentaires, peuvent être réalisés ou prescrits. Chacun de ces examens a des indications et un intérêt qui lui sont propres.

Les examens complémentaires

• LES FROTTIS : cet examen consiste à prélever des cellules, à l'aide d'une petite palette en bois ou d'une tige, à différents niveaux des organes génitaux :

Les frottis de dépistage

Classe I	Cellules normales exclusivement.
Classe II	Quelques cellules différentes des cellules normales mais non suspectes (le plus souvent dues à une inflammation du col).
Classe III	Frottis douteux.
Classe IV	Présence de quelques cellules suspectes.
Classe V	Présence de nombreuses cellules suspectes.

Le frottis est un examen de dépistage, d'orientation.

Le diagnostic définitif nécessite l'analyse des tissus.

— Au niveau du vagin : frottis vaginaux ;

— Au niveau du col : frottis cervicaux ;

— Au niveau de la partie non visible du col : frottis de l'endocol ;

— A l'intérieur de l'utérus : frottis endométriaux.

Les cellules prélevées sont étalées sur une lame de verre et fixées avec un produit spécial. Les lames sont adressées dans un laboratoire pour analyse. Deux types d'analyses peuvent être réalisés :

Étude hormonale des frottis vaginaux

Le pourcentage des cellules superficielles dépend de l'imprégnation en œstrogènes

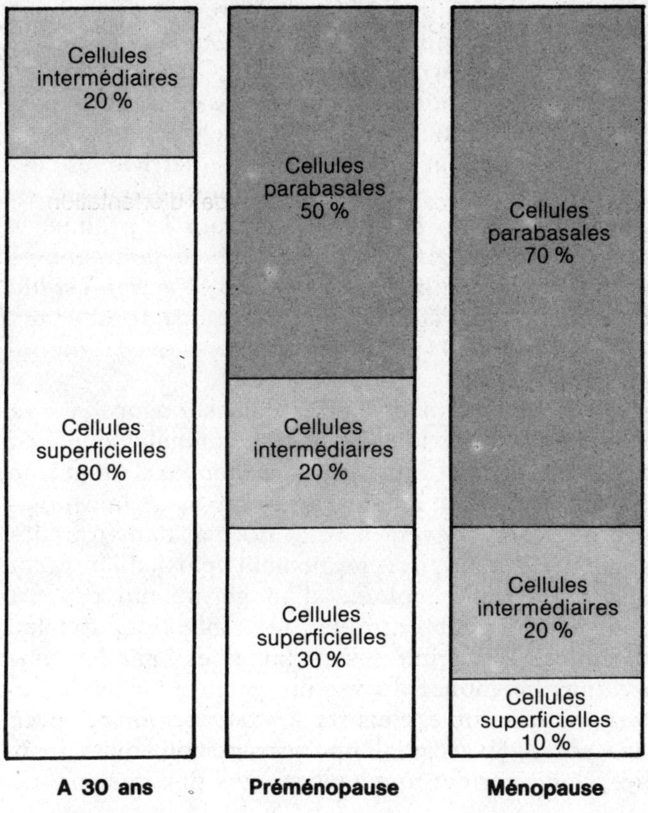

• Une analyse de dépistage qui recherchera des cellules anormales et constitue *la base du dépistage précoce du cancer du col de l'utérus.*

• Une étude hormonale des frottis vaginaux. Le vagin est un récepteur des hormones œstrogéniques. Il contient trois sortes différentes de cellules (les cellules parabasales, les cellules superficielles, les cellules intermédiaires) dont les proportions respectives varient en fonction des sécrétions hormonales, aux différents âges de la vie.

Le pourcentage de cellules superficielles est directement en rapport avec l'imprégnation en œstrogènes. L'Américain Wilson, qui le premier a traité la ménopause, avait appelé ce pourcentage « l'indice de féminité ». Cet « indice » qui est de 85 p. 100 vers l'âge de quarante ans, tombe aux alentours de 10 p. 100 au moment de la ménopause.

• Le prélèvement de pertes consiste à prélever, à l'aide d'un coton tige, les pertes vaginales qui sont adressées au laboratoire à la recherche d'un germe en cause. En fait, il faut savoir qu'un certain nombre de germes vivent à l'état normal dans tous les vagins. C'est le développement particulièrement important d'une colonie d'un germe qui devient anormal et peut entraîner une infection appelée vaginite. Les vaginites sont favorisées par le déséquilibre hormonal du vagin.

• La colposcopie consiste à examiner le col avec une sorte de grosse loupe grossissant environ dix fois, donc permet une analyse plus fine des anomalies qu'à l'œil nu. La colposcopie permet ainsi de diriger une éventuelle biopsie.

• La biopsie consiste à prélever un petit bout de tissu à l'aide d'une pince spéciale. Elle peut être effectuée à différents niveaux : biopsie du col utérin, biopsie de l'endomètre (à l'intérieur de l'utérus). Le fragment prélevé est analysé au laboratoire. Alors que les résultats des frottis sont considérés comme des indications, les résultats des biopsies apportent la certitude diagnostique.

• Les dosages hormonaux peuvent être effectués dans les urines ou dans le sang. On peut doser trois types différents d'hormones en gynécologie : les œstrogènes, la progestérone, les hormones mâles (qui existent chez toutes les femmes, à des doses bien moins fortes que chez l'homme, bien entendu).

Les dosages hormonaux sont en général prescrits à un moment donné du cycle, où ils apportent le maximum de renseignements. Les dosages urinaires nécessitent le recueil des urines de vingt-quatre heures. Les dosages plasmatiques ne demandent qu'une simple prise de sang.

• L'hystérosalpingographie : c'est la radiographie de l'utérus et des trompes. Elle consiste à injecter dans l'utérus un produit radio-opaque qui permet de dessiner les contours de la cavité utérine et d'en apprécier la régularité. Elle permet de vérifier la perméabilité des trompes, en sachant que très souvent après la ménopause, les trompes ne sont plus perméables, sans que cela ait un caractère pathologique.

• La mammographie : c'est la radiographie des seins, sous plusieurs incidences. Après l'examen clinique qui conserve la première place, c'est l'examen complémentaire le plus intéressant dans le diagnostic des tumeurs du sein.

• La thermographie : son principe est basé sur les différences de chaleur émises par les différents types de tissu. Il consiste à appliquer les seins contre une plaque spéciale thermosensible qui prend des couleurs déterminées, suivant le tissu entrant à son contact. Le résultat se présente sous la forme d'une photographie en plusieurs couleurs sur laquelle on recherche des anomalies de température, une asymétrie. Elle permet de visualiser les vaisseaux du sein.

La thermographie présente un intérêt dans le diagnostic des tumeurs mammaires mais aussi dans la surveillance des traitements hormonaux, en particulier du traitement hormonal substitutif de la ménopause. La thermographie est un examen parfaitement anodin qui peut être répété sans aucun danger.

• Le colpocystogramme est un examen radiologique plus complexe dont le but est d'apprécier le comportement « cinétique », c'est-à-dire les déplacements à l'effort, des organes du petit bassin. Il nécessite d'opacifier les différents éléments à étudier : vessie, utérus, vagin, rectum. Il est pratiqué dans les prolapsus et dans les incontinences urinaires d'effort.

5

La préménopause

Le déséquilibre hormonal et ses conséquences sur l'organisme

Comme nous avons vu plus en détails au chapitre « Comprendre », la préménopause est définie par un déséquilibre hormonal au profit des œstrogènes et au détriment de la progestérone.

Les frontières de la préménopause sont floues.

> *L'installation d'une femme en préménopause n'est pas brutale mais progressive, sur plusieurs mois ou plusieurs années.*

La préménopause

Ovulation de mauvaise qualité

▼

Déséquilibre hormonal
œstrogènes / progestérone
(excès de folliculine)

▼

Insuffisance lutéale

Pas d'ovulation → Déséquilibre hormonal important

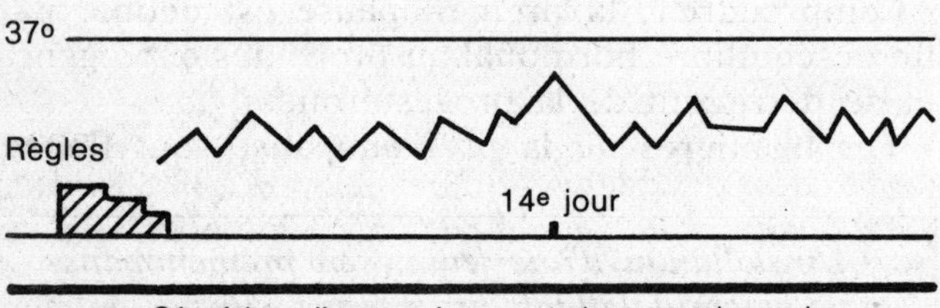

Sécrétion d'œstrogènes pendant tout le cycle

Cycle sans ovulation. Pas de progestérone fabriquée.

La préménopause commence donc quand les ovaires fonctionnent moins bien, c'est-à-dire à un âge très variable (entre quarante et cinquante ans). Il n'y a pas de loi : chez certaines, dès l'âge de quarante ans, les ovaires ne fonctionnent plus qu'« à moitié » ; chez d'autres, les ovaires fonctionnent très régulièrement et des ovulations peuvent survenir jusqu'à la cinquantaine.

Les critères cliniques et biologiques de préménopause ne sont pas toujours faciles à mettre en évidence car ils sont variables d'un cycle à l'autre : le meilleur peut alterner avec le pire. En matière de trouble de l'ovulation, tout peut se voir. Avec les années, les anomalies de l'ovulation (dysovulations) deviennent plus fréquentes et plus importantes. Le corps jaune formé est de mauvaise qualité et fabrique donc moins de progestérone. Au maximum est réalisé un tableau d'anovulation, c'est-à-dire un cycle entier sans progestérone mais avec persistance de la production d'œstrogènes. Le déséquilibre hormonal est alors maximal. C'est dans cet état inconfortable que vous vous trouvez juste avant la ménopause. En l'absence de traitement de rééquilibration, ce déséquilibre peut persister plusieurs mois voire plusieurs années. Chaque mois, l'importance des troubles cliniques que vous ressentez sera directement en rapport avec l'importance du déséquilibre hormonal. Ce déséquilibre retentira au niveau de tout l'organisme et en particulier au niveau des organes-cibles : utérus et seins, qui sont de véritables « miroirs » de l'action des hormones.

Première conséquence des troubles de l'ovulation : la diminution puis la perte de la fécondité

Age et fécondité

Tranches d'âge	Nombre de naissances par an pour 1 000 femmes ayant des rapports réguliers sans précaution
20-24	435
25-29	407
30-34	371
35-39	298
40-44	152*
45-49	22**

* Baisse de la fécondité après 40 ans
** Chute de la fécondité après 45 ans

En pratique, c'est pour vous la disparition du risque d'être enceinte. Cette conséquence est en général bienvenue à un âge où une grossesse éventuelle n'est plus désirée.

La fécondité diminue considérablement après l'âge de quarante ans.

Ainsi, la très grande majorité des femmes ne risque plus une grossesse après quarante-cinq ans. Cependant, pour une minorité d'entre vous, « l'épée de Damoclès » de la grossesse tardive reste suspendue au-dessus de votre tête après quarante-cinq ans... Une grossesse après cinquante ans est absolument exceptionnelle.

Seconde conséquence des troubles de l'ovulation : les méfaits des œstrogènes dont les actions ne sont plus compensées par celles de la progestérone — le syndrome prémenstruel

Le déséquilibre œstrogènes sur progestérone entraîne l'apparition d'un certain nombre de troubles qui caractérisent le *syndrome prémenstruel,* troubles que vous avez toutes, plus ou moins, ressentis certains mois : gonflement, tension des seins, nervosité... Le déficit de progestérone peut engendrer des crises d'angoisse inexplicables sur fond d'anxiété permanente. Nous le reverrons au chapitre 8 « *Psychologie et ménopause* » page 136.

A la préménopause, ces signes sont souvent associés à des anomalies des cycles qui deviennent irréguliers, courts ou bien très longs (jusqu'à sauter un mois) prolongeant ainsi la sensation de malaise, et l'angoisse d'une grossesse jusqu'aux règles libératrices après lesquelles tout s'estompe. Les règles peuvent devenir plus longues et plus abondantes. Un des signes les plus fréquents est le gonflement qui peut atteindre tout le corps : l'abdomen est ballonné, les jambes sont lourdes, conservent la marque des chaussures le soir ; certains jours il devient difficile voire impossible de retirer une bague. Une prise de poids prémenstruelle pouvant atteindre deux à cinq kilos accompagne très fréquemment ces gonflements. Un chapitre spécial est exclusivement consacré à la prise de poids.

Dans certaines formes importantes, sont réalisés de véritables œdèmes cycliques, avec visage « bouffi », témoignant d'une importante rétention d'eau.

Les seins augmentent de volume avant les règles, obligeant parfois à changer de taille de soutien-gorge. Ils sont alors tendus, sillonnés par des veines qui deviennent apparentes ; ils sont très sensibles et quelquefois, tout contact devient insupportable. Les maux de tête, migraines et les trou-

Le syndrome prémenstruel

Signes ressentis chaque mois
dans les jours qui précèdent les règles
(Source : International Health Foundation)

77 % des femmes présentent un syndrome prémenstruel

Sur 100 femmes entre 40 et 50 ans présentant un syndrome prémenstruel :

52 % en souffrent chaque mois ;

35 % en souffrent de temps en temps ;

13 % en souffrent rarement.

Le syndrome prémenstruel est la conséquence d'un déséquilibre hormonal

bles du caractère (nervosité, agressivité, source de conflits avec l'entourage familial ou professionnel) complètent le tableau. L'angoisse qu'entraînent les cycles irréguliers majore, et on le comprend, cette nervosité...

En préménopause, vous vivez, ou plutôt vous subissez la même situation hormonale que vous avez connues chaque mois dans les jours qui précèdent les règles. La différence est qu'en préménopause, cet état hormonal déséquilibré devient permanent.

Le syndrome prémenstruel

(Source : International Health Foundation)

Troubles les plus souvent ressentis par ordre de fréquence

Humeur changeante, irritabilité, agressivité	47 %
Seins douloureux, tendus, gonflés	42 %
Mal au dos, aux reins	39 %
Mal au ventre	39 %
Mal aux ovaires	33 %
Fatigue	32 %
Prise de poids, gonflement, ballonnement	30 %
Mal aux jambes, jambes lourdes	24 %
Crises de larmes, état dépressif	23 %
Anxiété, nervosité	23 %
Maux de tête	22 %

Les conséquences des perturbations hormonales au niveau de la peau

Dans la peau, il existe des récepteurs sensibles en même temps aux hormones mâles et à la progestérone. Il s'instaure une sorte de compétition, d'équilibre entre ces deux types d'hormones. Quand la quantité de progestérone diminue ou disparaît, l'action des hormones mâles (qui existe dans le sang de toutes les femmes à un faible taux) est facilitée, ce qui peut entraîner certains troubles :

- Une acné, surtout au niveau du visage, du cou et du dos avec des poussées en période prémenstruelle ;

- Une hypertrichose : c'est-à-dire le développement de poils au niveau du menton ou de la lèvre supérieure qui peuvent obliger à une épilation jusqu'alors inhabituelle ;

- Une séborrhée, c'est-à-dire une peau grasse qui peut s'accompagner de chutes de cheveux ou alopécie, souvent majorée par des conflits psychologiques.

A côté du traitement de rééquilibration hormonale, une hygiène soigneuse, l'utilisation de shampooings très doux pour bébés, des nettoyages de peau peuvent vous aider à lutter contre ces ennuis cutanés.

Comment savoir si vous êtes en préménopause ?

Les frontières de la préménopause sont mouvantes car les manifestations du déséquilibre hormonal sont très variables d'un cycle à l'autre. D'une façon générale, l'âge est un mauvais critère car la fourchette d'apparition des troubles s'étend sur une

La persistance de cycles réguliers n'est pas une preuve certaine d'un bon fonctionnement des ovaires. En effet, fréquents sont les cycles de vingt-huit jours avec une ovulation de mauvaise qualité.

dizaine d'années (entre quarante et cinquante ans) suivant les femmes.

Le déséquilibre hormonal qui est suspecté sur les signes que nous avons déjà vus (gonflements prémenstruels, tensions des seins...) peut être confirmé par les dosages.

COMMENT FAUT-IL RÉALISER CES DOSAGES ?

Pour apprécier au mieux la qualité de l'ovulation, il faut doser les hormones fabriquées par l'ovaire au milieu de la seconde partie du cycle quand l'activité du corps jaune est la meilleure. Cette notion est valable pour un cycle de vingt-huit jours avec une ovulation au quatorzième jour.

Quand on suspecte un déséquilibre, il est préférable de s'aider d'une courbe de température : le dosage est alors réalisé environ cinq jours après le décalage thermique.

Les dosages peuvent être réalisés dans les urines ou dans le sang :

• *Dans les urines :* on dose les œstrogènes totaux ou phénolstéroïdes. La progestérone ne peut pas être dosée dans les urines car elle est dégradée par le foie. On peut doser son principal produit de transformation : le pregnandiol. Ces dosages nécessitent le recueil des urines de vingt-quatre heures dans un bocal prévu à cet effet.

• A l'heure actuelle, on a recours plus volontiers aux *dosages dans le sang* qui permettent de doser très exactement chacun des trois œstrogènes naturels et, bien sûr, la progestérone.

Dosages hormonaux effectués au 22e jour du cycle

Chiffres normaux quand l'ovulation est de bonne qualité

Dosages urinaires	
Les phénolstéroïdes .... (représentent les œstrogènes)	50 gammas/24 h
Le prégnandiol .... (principal métabolite urinaire de la progestérone)	⩾ 3 mg/24 h
Dosages plasmatiques	
Œstradiol	140 pg/ml
Progestérone	⩾ 10 ng/ml

Ces dosages ne nécessitent qu'une prise de sang et sont donc très commodes. Plus précis que les dosages urinaires, ils sont aussi beaucoup plus chers et ne sont encore réalisés que dans quelques laboratoires spécialisés. Vous pouvez voir dans le tableau les résultats normaux de ces différents dosages quand le corps jaune est de bonne qualité.

D'autres examens complémentaires peuvent témoigner du déséquilibre hormonal (insuffisance lutéale) :

• *La biopsie d'endomètre* qui consiste à prélever un fragment d'endomètre au vingt-deuxième jour du cycle peut montrer une déficience ou une absence de corps jaune. L'endomètre est alors très épais, hyperplasique.

• *Les frottis vaginaux* changent en préménopause. Le pourcentage des cellules superficielles tombe vers 30 p. 100. Les cellules parabasales réapparaissent de nouveau, occupant la moitié du frottis.

Dans certains cas, le déséquilibre hormonal peut être temporaire. Tous les conflits conjugaux, familiaux ou professionnels peuvent en effet retentir sur la qualité des ovulations. Ainsi, vous pouvez être victime d'un dérèglement à la suite d'une agression psychologique grave comme un divorce ou le décès d'un proche. Les ovulations se rétabliront avec le retour à l'équilibre psychique.

Le traitement de la préménopause

Son principe est simple : puisqu'il y a déséquilibre, il faut assurer une rééquilibration hormonale.

Le but essentiel du traitement est de combattre les effets des œstrogènes.

Le produit idéal serait une progestérone ayant une puissante action anti-œstrogène, sans avoir aucun effet secondaire. Ce produit idéal n'existe pas ou pas encore.

Nous avons actuellement à notre disposition deux grandes familles de produits, appelés *progestatifs*.

- La progestérone naturelle ou des produits qui en sont proches. Ils sont très bien tolérés par l'organisme mais se révèlent parfois insuffisants quand les troubles sont très importants.
- Les norstéroïdes constituent une famille de produits puissamment anti-œstrogènes, donc assurant un rééquilibre satisfaisant, mais ils ont parfois des effets indésirables.

C'est au médecin que reviendra le choix du

produit adapté à *votre* problème. Ces produits sont administrés chaque mois du 16e au 25e jour du cycle, voire du 11e au 25e jour du cycle, quand les troubles débutent plus tôt.

> *Les manifestations de la préménopause ne doivent pas être considérées comme normales et doivent être traitées.*

Encore une fois, il ne faut pas « laisser faire la nature »... Un déséquilibre hormonal important et négligé favorise le développement de certaines maladies dont les plus fréquentes sont : les tumeurs du sein et les fibromes.

Les tumeurs bénignes du sein

Le sein est un organe privilégié. Son rôle dt glande endocrine, de nutrition pendant la lactation est relativement secondaire dans notre société. Le sein est un symbole de féminité et il est doté d'un potentiel érotique très important. Influencées par les magazines, les femmes sont en général très préoccupées par l'esthétique de leur poitrine dont la moindre anomalie les attriste. Sachez que pour la grande majorité d'entre vous, il existe une asymétrie entre les deux seins : un des deux étant plus gros ou situé plus haut que son voisin. Très souvent l'idée qu'on puisse vous opérer d'un sein vous est absolument insupportable, perdre un sein signifiant perte de la féminité et constituant une véritable « mutilation psychique ». Il suffit d'avoir vu une seule femme, ayant subi l'ablation d'un sein, pour le comprendre aisément.

Le sein est un « organe-cible » des œstrogènes et de la progestérone. Tout déséquilibre hormonal important et persistant peut modifier l'architecture du sein et favoriser l'apparition de tumeurs bénignes.

La pathologie bénigne du sein est extrêmement fréquente puisqu'elle touchera dans sa vie presque une femme sur trois. Il existe certainement une prédisposition familiale à ce type de pathologie. Les tumeurs bénignes du sein sont beaucoup plus fréquentes que les cancers comme en témoignent les chiffres indiqués dans le tableau. La pathologie bénigne est représentée essentiellement par la mastodynie, les adénofibromes et les kystes.

LA MASTODYNIE :

C'est la douleur au niveau des deux seins, elle est plus importante sur les côtés vers les aisselles. Elle est maximale les jours qui précèdent les règles et s'accompagne d'une tension qui rend les seins très sensibles et augmentent de volume.

Pourcentages respectifs des tumeurs bénignes et malignes du sein selon l'âge

Tranches d'âge	*Tumeurs bénignes*	*Tumeurs malignes*
10-19	96 %	4 %
20-29	98 %	2 %
30-39	90 %	10 %
40-49	80 %	20 %
50-59	40 %	60 %
60-69	30 %	70 %
70-79	20 %	80 %

Une mastodynie importante et durable doit absolument être considérée comme anormale car elle signe un déséquilibre hormonal. Elle constitue donc un excellent signal d'alarme.

LES ADÉNOFIBROMES DU SEIN :

Ce sont de petites masses solides, très dures, indolores, formées par du tissu conjonctif. Ces tumeurs sont très fréquentes mais surtout avant quarante ans. On peut en voir chez les jeunes filles.

Les traitements médicaux ont très peu d'effets sur les adénofibromes constitués, qu'il faut opérer. Il est presque toujours possible au chirurgien de faire une incision juste à la limite de l'aréole. La cicatrice est alors très peu visible. L'intervention est rapide (moins d'une demi-heure) et l'hospitalisation ne dure que quelques jours.

LES KYSTES DU SEIN :

Ce sont les tumeurs du sein les plus fréquentes en préménopause. Ils peuvent être nombreux et disséminés dans les deux seins. Le kyste est constitué d'une poche de liquide sous tension et il est douloureux.

Le diagnostic est confirmé par une ponction faite avec une aiguille. Cette ponction peut être réalisée pendant la consultation et n'est pas douloureuse. Elle constitue, en outre, le traitement du kyste dont les parois s'affaissent et qui disparaît.

Toute femme qui a présenté une tumeur du sein doit continuer de bénéficier d'une surveillance régulière.

Le cancer du sein

Le cancer du sein est le cancer le plus fréquent chez la femme, et il est encore malheureusement responsable de 7 000 décès annuels en France.

Malgré les immenses progrès de la médecine, ces vingt dernières années le taux de mortalité des femmes atteintes d'un cancer du sein n'a pas varié. Ce résultat est la triste conséquence du manque d'information et des faux bruits qui courent au sujet du cancer. On croit encore très souvent le cancer du sein inguérissable et très nombreuses sont les femmes qui éprouvent une panique à l'idée de subir une intervention au niveau d'un sein. Chaque fois que l'on découvre une masse dans un sein, le spectre du cancer surgit immédiatement avec en toile de fond l'amputation du sein et la mort. Ces associations d'idées, bien ancrées dans les esprits sont *totalement fausses.*

Comme nous l'avons déjà vu, le cancer du sein est beaucoup moins fréquent que les tumeurs bénignes.

Les chances de guérison d'un cancer du sein sont très importantes quand il est traité au début. Souvent, dès le stade de départ, le cancer est palpable, déjà découvert par la patiente... qui attend pourtant des mois, parfois des années pour consulter.

On peut affirmer que les chances de guérison d'une femme atteinte d'un cancer du sein dépendent avant tout, non pas de la qualité des soins qu'elle va recevoir, mais de la précocité du diagnostic porté et de la précocité des soins prodigués.

Le traitement du cancer du sein peut faire appel à trois types de méthodes :

• Premièrement, *la chirurgie*. Au minimum, elle n'enlèvera que le tissu atteint, ne laissant qu'une cicatrice peu importante et préservant l'harmonie du sein.

Quand la tumeur est plus étendue, il faut parfois réaliser l'ablation totale du sein. A distance de cette intervention, on peut quelquefois reconstituer la forme du sein par une nouvelle intervention de chirurgie plastique.

En outre, la chirurgie permet d'enlever les ganglions et de les analyser à la recherche de cellules cancéreuses.

• Deuxièmement, *les rayons* : le cobalt. Cette méthode consiste à irradier le sein et les ganglions atteints par des doses de rayons déterminées, réparties en plusieurs séances. Le cobalt est très souvent associé à la chirurgie.

• Troisièmement, *la chimiothérapie*. Elle consiste à administrer en perfusion des drogues qui luttent contre la multiplication des cellules cancéreuses. Il existe un très grand nombre de produits, qu'on peut utiliser seuls ou en « cocktails ». Les résultats de la chimiothérapie sont très encourageants en ce qui concerne le cancer du sein. On lui reproche ses effets secondaires, en particulier la chute des cheveux.

Les facteurs de risque du cancer du sein

(**en gras**, les facteurs de risque majeur)

Antécédents personnels

- **Cancer de l'autre sein.**
- **Maladies bénignes du sein.**
- Jamais de grossesse.
- Première grossesse tardive, après 35 ans.
- Puberté précoce - ménopause tardive.

Antécédents familiaux

- **Mère avec cancer du sein.**
- **Une ou plusieurs sœurs avec cancer du sein.**

Facteurs socio-économiques

- Niveau socio-économique élevé.
- Études supérieures.
- Célibat.
- Vie citadine.

Les protocoles de traitement des cancers du sein varient considérablement avec la dimension de la tumeur et avec les équipes médicales. Cependant, on peut dire actuellement qu'il est possible dans les formes prises au début, de conserver le sein atteint et de n'enlever que la partie cancéreuse à condition d'associer à la chirurgie une autre méthode de traitement, cobalt et chimiothérapie.

En Europe et aux États-Unis, de nombreuses recherches sont en cours et des progrès sont à prévoir dans les années qui viennent. On peut en espérer une nouvelle augmentation de l'efficacité des traitements et une harmonisation des positions médicales face à cette redoutable affection.

Comment arriver à un diagnostic précoce ?

Presque toujours, la simple palpation suffit à déceler un cancer du sein au stade de début.

Il existe une certaine inégalité devant le cancer du sein et certaines femmes, présentant ce que l'on appelle des « facteurs de risques », doivent être surveillées tout particulièrement.

Vous pouvez vous-même pratiquer l'*auto-examen des seins :* il s'agit de quelques gestes qui ne vous prendront que quelques instants et qu'il faut réaliser juste après les règles, quand les seins sont souples.

Auto-examen des seins

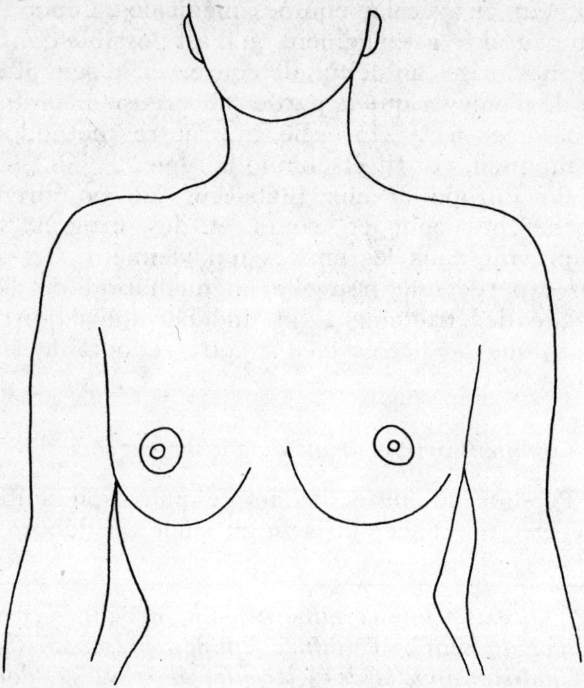

Inspection

Cet examen est à réaliser quand les seins sont souples, juste après les règles.

Torse nu, devant votre glace, observez si les deux mamelons sont symétriques. (Il peut exister une petite asymétrie habituelle. Ce qui compte est de savoir si elle s'est modifiée.)

Auto-examen des seins

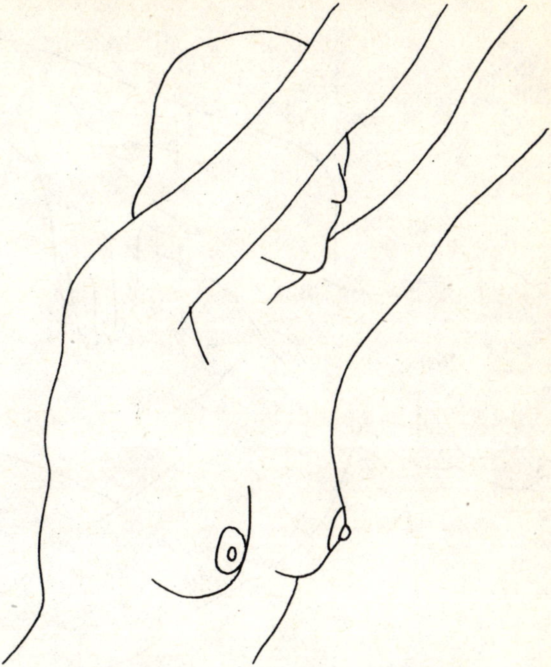

Inspection

Penchée en avant, en levant puis en abaissant les bras, observez les contours des seins, qui ne doivent présenter aucune déformation ou irrégularité localisée.

Auto-examen des seins

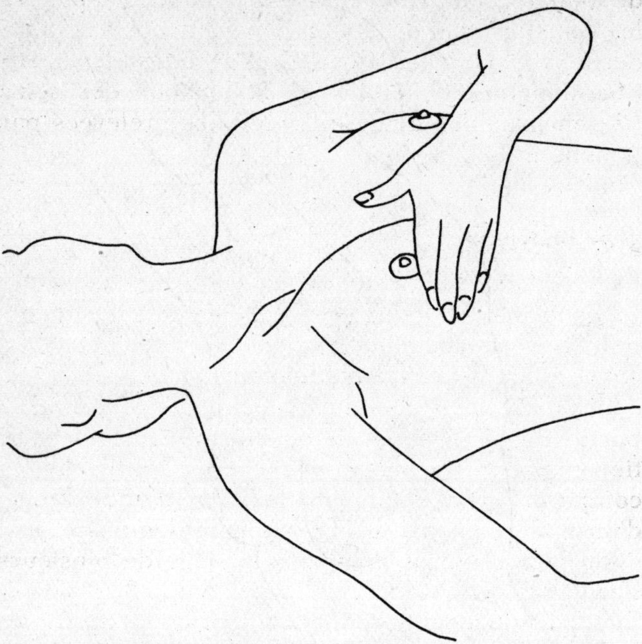

Palpation

Allongez-vous sur votre lit, un coussin sous les épaules et palpez votre sein avec la main bien à plat en faisant rouler la glande sur les côtes. Examinez le sein droit avec la main gauche et vice versa. Ne serrez pas la glande entre les doigts, cela pourrait vous donner une fausse impression de grosseur.

Si vous consultez régulièrement votre gynécologue, comme ce devrait toujours être le cas à partir de quarante ans, celui-ci ou celle-ci vous examinera les seins. En cas de doute, il peut avoir recours à des examens complémentaires : radio des seins (mammographie), étude de la chaleur des seins (thermographie), analyse de cellules prélevées par ponction.

Les fibromes

Les fibromes, ou myomes, sont très fréquents puisqu'ils touchent environ une femme sur trois entre quarante et cinquante ans.

Un fibrome est une tumeur bénigne développée à partir du tissu musculaire utérin. La taille des fibromes est très variable et il est habituel de les comparer à des fruits (de la taille d'une orange, d'un melon, en passant par le pamplemousse...).

Un même utérus peut être le siège de plusieurs fibromes.

On distingue différentes catégories de fibromes selon leur localisation, par rapport à la paroi de l'utérus :

— Dans l'épaisseur du muscle utérin : fibrome interstitiel.

— A la périphérie de l'utérus : fibrome sous-séreux.

— Certains fibromes font saillie dans la cavité utérine : ce sont les polypes.

Les fibromes

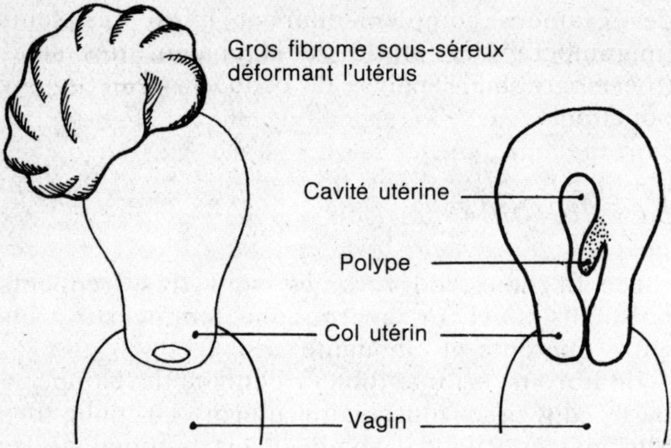

Le signe le plus fréquent des fibromes est l'augmentation de la durée et de l'abondance des règles.

Les fibromes sont très sensibles aux hormones œstrogènes. Leur survenue et leur développement sont favorisés par le déséquilibre hormonal de la préménopause.

Comment savoir si vous êtes porteuse d'un fibrome ?

C'est votre médecin qui pourra vous le dire à l'occasion de l'examen gynécologique. Il pourra apprécier la situation et le volume du fibrome.

Certains signes peuvent cependant vous inquiéter et doivent vous encourager à consulter : un fibrome entraîne très souvent des règles longues et abondantes avec caillots. Quand il est gros, peuvent apparaître des troubles urinaires, une sensation de pesanteur.

Il n'y a pas de relation directe entre la dimension d'un fibrome et l'importance des hémorragies ; ainsi, un petit polype peut faire saigner beaucoup.

Au départ, le traitement du fibrome peut être médical, administrant des produits ayant une puissante action anti-œstrogène pour rétablir l'équilibre hormonal. Ce traitement devra être poursuivi jusqu'à la ménopause. Quand le traitement médical ne suffit pas, que le fibrome se complique ou bien est déjà trop gros, il faut avoir recours à la chirurgie. Il existe plusieurs types d'interventions possibles.

Un petit polype de la cavité utérine pourra être facilement enlevé par un simple curetage. Dans certains cas, quand c'est possible, on peut enlever seulement le fibrome et laisser l'utérus en place : c'est ce qu'on appelle une myomectomie.

Si on enlève l'utérus en totalité ou en partie, on réalise une intervention qui s'appelle une hystérectomie. Les différents types d'hystérectomie sont schématisés au chapitre « Cas particuliers ».

Si, au cours d'une hystérectomie, on conserve les ovaires, ceux-ci continuent de fonctionner régulièrement de manière cyclique et la ménopause ne surviendra qu'en temps normal.

Si on retire les ovaires en même temps que l'utérus, on réalise alors une véritable ménopause chirurgicale.

Le cancer du col de l'utérus

C'est un cancer assez fréquent qui survient électivement entre quarante et cinquante ans. Là encore, les chances de guérison, très grandes au début, dépendent d'un diagnostic précoce.

La pratique systématique des frottis de dépistage, à l'occasion de toute consultation gynécologique, a permis de déceler un grand nombre de ces lésions au début. Les frottis consistent à recueillir des cellules au niveau du vagin et du col. Ces cellules sont étalées sur une lame de verre, examinées au microscope et classées en cinq catégories. Le signe révélateur le plus fréquent du cancer du col de l'utérus est une petite perte de sang provoquée par les rapports ou la toilette.

A l'examen au spéculum, le médecin peut voir le col, pratiquer les frottis et éventuellement prélever une zone suspecte. Une fois le diagnostic posé, on cherche à apprécier le degré d'extension des lésions, ce qui permet de les classer en cinq stades (ces cinq stades n'ont rien à voir avec les cinq classes des frottis).

On dit que le cancer est au stade 0 quand il ne dépasse pas la couche superficielle du col utérin. Le traitement est alors simplement l'amputation d'une partie (conisation) ou de tout le col. Au stade 0 on obtient alors 100 p. 100 de guérison.

Au stade 1, le cancer est limité au col dont il atteint les différentes couches. Le traitement associera la chirurgie et les rayons. L'intervention chirurgicale qui est large (enlevant l'utérus, les ovaires et le tissu se trouvant de chaque côté du col) est appelée opération de Wertheim. Au stade 1, on obtient alors 80 p. 100 de guérisons.

Au stade 2, les chances de guérison sont encore nombreuses.

Aux deux stades ultérieurs qui représentent toujours des lésions négligées, le pronostic est beaucoup plus sombre.

Les chances de guérison des cancers du col de l'utérus dépendent avant tout de la précocité du diagnostic.

6

La silhouette et la peau après quarante ans Beauté et ménopause

L'irréalité des modèles offerts

La beauté est une valeur subjective dont les critères varient considérablement avec les époques, avec les pays, avec les sociétés. Le sens de la beauté est une qualité qui s'acquiert et s'éduque. Chaque jour de notre vie, nous recevons de nombreux signaux, de nombreux messages, qui nous conditionnent et influent sur nos jugements et notre comportement.

Ces messages sont véhiculés essentiellement par ce que l'on appelle les média : c'est-à-dire la presse écrite et parlée et la télévision. La publicité, savamment orchestrée par des professionnels et dont les motivations sont avant tout commerciales, peut modifier et transformer le comportement de millions d'individus. Vous ne pouvez pas l'éviter. Tous les messages reçus incitent la femme à être belle, belle donc séduisante, la définissant très souvent par rapport à l'homme et suscitant entre elle et ses semblables une sorte de compétition permanente.

La beauté, la jeunesse et la minceur sont trois « valeurs » privilégiées par les média.

Dans les couloirs du métro, sur tous les murs des villes, dans tous les magazines en particulier féminins, s'étalent des photographies représentant des femmes toujours jeunes, souvent très jeunes, et toujours minces, souvent très minces. Parfois, les modèles ne sont même plus représentés dans leur ensemble : ici, une paire de jambes longilignes vante un collant, ailleurs une poitrine met en valeur un nouveau soutien-gorge, ailleurs encore une silhouette dévêtue attire l'attention sur des objets aussi divers qu'un meuble de bureau, une voiture ou une chaîne haute-fidélité. Ces milliers d'images définissent des critères qui font ce qu'il est convenu d'appeler « la mode ».

Actuellement, dans notre société, la mode est un hymne à la beauté, la jeunesse et la minceur. Les mêmes articles, les mêmes titres reviennent dans les magazines : « Gardez la ligne », « Comment rester mince », « Perdez trois kilos avant l'été »...

La recherche de la « ligne » devient une véritable

obsession et quelques kilos, jugés « en trop » peuvent être à l'origine d'un complexe, voire d'une dépression nerveuse.

Pourtant, les modèles présentés ne correspondent pas à la réalité. Choisies au milieu de centaines d'autres, les photographies de mode représentent en deux dimensions, des très jeunes femmes, savamment maquillées, prises à un moment précis, unique, sous un angle et un éclairage très étudiés. Ne doutez pas que si vous la rencontriez dans la vie courante, vous seriez fort déçue et ne reconnaîtriez pas cette femme « modèle » dont la ligne suscitait votre convoitise sur la couverture d'un magazine.

Les mannequins et les photographies publiées font l'objet d'un choix par un nombre restreint de personnes qui sont bien loin de représenter l'ensemble de la population. Ils représentent un groupe marginal à part, à part de la vie et de la réalité que vous vivez tous les jours. Leur mentalité et leurs motivations m'ont souvent parues ambiguës, voire équivoques.

La minceur prônée constamment, conduit à utiliser pour les besoins de la publicité, des femmes « androgynes », c'est-à-dire avec un corps, une morphologie d'homme. Ces modèles aux hanches étroites, dont les images vous agressent perpétuellement, n'ont pas, médicalement, des corps de femmes. Leur constitution anatomique ne correspond qu'à une infime partie de la population féminine.

Ces couvertures de magazine sont des modèles imaginaires, des illusions. Certaines photos ou poses stupéfiantes ne représentent que les fantasmes de ceux qui les ont prises ou choisies. Un psychiatre pourrait y voir une sorte de délire, de vision délirante de la femme. Pourtant ce sont ces photos que nous finissons par admettre comme représentant la beauté, cette beauté que tout vous pousse à rechercher. Vous allez essayer de ressembler au modèle qu'on vous offre, ou plutôt qu'on vous impose puisque d'autres l'ont choisi pour vous. Le combat avec l'affiche est inégal et déprimant, la compétition est perdue d'avance ; vous ne pouvez ressembler à cette image qui n'existe pas dans la réalité.

Ce chapitre a été écrit pour vous aider à voir les choses en face, raisonnablement. Dites *non* à la « dictature » des femmes maigres. Les critères de la mode sont mouvants et n'ont rien à voir avec les normes médicales. En consultant les tableaux des pages suivantes, vous pouvez vous situer parmi la population féminine des pays occidentaux.

La prise de poids - Les troubles du comportement alimentaire

Au risque d'inquiéter et d'attrister beaucoup de lectrices, il faut bien reconnaître qu'une prise de poids aux alentours de la cinquantaine est extrême-

Poids en fonction de l'âge et de la taille

(Entre 40 et 50 ans)

	Mince	Normale	Forte	Attention danger
1,50 m	43 kg et moins	44-52	53-61	62 kg et plus
1,55 m	48 —	49-57	58-66	67 —
1,60 m	53 —	54-62	63-71	72 —
1,65 m	57 —	58-66	67-75	76 —
1,70 m	63 —	63-71	72-80	81 —

Poids en fonction de l'âge et de la taille

(Entre 50 et 60 ans)

	Mince	Normale	Forte	Attention danger
1,50 m	45 kg et moins	46-54	55-63	64 kg et plus
1,55 m	50 —	51-59	60-68	69 —
1,60 m	55 —	56-64	65-73	74 —
1,65 m	59 —	60-68	69-77	78 —
1,70 m	64 —	65-73	74-82	83 —

ment fréquente. Son importance est très variable : ici, un ou deux kilos, ailleurs plus, beaucoup plus...

Les mécanismes intimes de la prise de poids ne sont pas encore totalement élucidés. De nombreuses hypothèses ont été émises, aucune ne peut tout expliquer à elle seule. On peut dire que plusieurs facteurs sont intriqués dans son déterminisme.

Une anomalie des métabolismes des graisses ou des sucres, peut se « démasquer » en préménopause et être responsable d'une importante prise de poids. Une enquête biologique (recherche d'antécédents familiaux de diabète, hyperglycémie provoquée, bilan lipidique) permettra un dépistage et la mise en route d'un traitement et d'un régime appropriés.

Il existe, après quarante ans, une modification de la répartition des graisses qui se déposent plus volontiers au niveau de la ceinture, entraînant un accroissement « déprimant » du tour de taille. D'autre part, il existe, surtout en période prémenstruelle, des épisodes de boulimie, de fringales, qui sont difficiles et parfois impossibles à réprimer. Il est très fréquent de voir des femmes réveillées la nuit par une sensation de faim et ne pouvoir se rendormir qu'après l'absorption d'aliments le plus souvent sucrés.

Ainsi, je me souviens d'avoir vu en consultation une femme qui prenait la précaution de ranger des tablettes de chocolat dans sa table de nuit avant de se coucher... Ces boulimies sont en effet plus volontiers dirigées vers tous les aliments sucrés (pâtisseries, biscuits, chocolats...). Nombreuses seront celles qui se retrouveront dans cette description...

La prise de poids peut être très rapide et malheureusement, il n'est pas rare qu'elle dépasse dix kilos en quelques mois, surtout dans la période qui précède juste la ménopause (période de déséquilibre hormonal majeur). La prise de poids peut être alors à l'origine de véritables complexes, voire d'une dépression nerveuse. A cette occasion, beaucoup d'entre vous abandonnent alors des activités physiques qu'elles pratiquaient parfois depuis de nombreuses années ou refusent définitivement des vacances en bordure de mer par souci de dissimuler un corps qu'elles ne reconnaissent plus elles-mêmes.

Désemparées, face à ces kilos qui résistent aux régimes les plus sévères, elles ont alors recours aux coupe-faim, aux diurétiques, perdant parfois quelques kilos pour les regagner rapidement les jours suivants. Leur courbe de poids dessine alors curieusement l'allure d'un accordéon.

Ailleurs encore, certaines d'entre vous, particulièrement traumatisées par la déformation de leur image corporelle, s'enferment dans des cliniques, où elles vont faire la fortune des « spécialistes » de l'amaigrissement. Elles en ressortent le plus souvent très amaigries, toujours exténuées par le régime et les traitements drastiques, que ne justifie pas l'habituelle précarité des résultats.

LES BOULIMIES :

Les causes des boulimies sont très discutées. Beaucoup de médecins pensent qu'elles sont dues ou au moins majorées par des problèmes psychologiques : en quelque sorte, une façon de tuer le temps et l'anxiété.

A la suite d'études récentes, des chercheurs ont évoqué l'apparition aux alentours de la ménopause d'un véritable trouble du comportement alimentaire. Cette hypothèse semble particulièrement intéressante. Il existe dans le cerveau un centre du comportement alimentaire qui régule la sensation de faim. Au voisinage de ce centre existeraient des récepteurs à un produit de dégradation de la progestérone. La carence en progestérone aux alentours de la cinquantaine, entraînerait le dérèglement du centre du comportement alimentaire et pousserait donc à manger beaucoup plus que d'habitude. L'utilisation de la progestérone naturelle en seconde partie de cycle entraîne, il est vrai une diminution, voire une disparition des boulimies dans un grand nombre de cas, renforçant cette hypothèse.

LE DÉSÉQUILIBRE HORMONAL. L'EXCÈS DE FOLLICULINE :

En cas de prise de poids rapide et rebelle à tout régime en préménopause, il est indispensable de rechercher un déséquilibre hormonal et de le traiter.

Une fois l'équilibre ovarien retrouvé, les « ballonnements », « gonflements », l'inconfort disparaîtront et un régime simple fera preuve d'une efficacité rapide et durable, là où « coupe-faim », diurétiques, régime de « famine » avaient connu l'échec ou des résultats précaires. On peut comparer la prise de poids en préménopause à la prise de poids, souvent impressionnante, avec augmentation du volume des seins, qui peut survenir au moment de la puberté. La situation hormonale est en effet la même à ces deux époques de votre vie génitale : cycles avec mauvaise ovulation, ou même sans ovulation, donc déséquilibre hormonal majeur avec excès de folliculine. Les mastodynies des jeunes filles ne devraient ainsi jamais être négligées et toujours traitées. On éviterait d'importantes prises de poids et ces volumineuses poitrines qui gêneront, toute leur vie, celles qui doivent les supporter.

Une vigilance constante, une hygiène de vie régulière, des exercices physiques simples ou la pratique d'un sport vous aideront à conserver la ligne. La gymnastique et la natation nous semblent les deux activités les plus bénéfiques.

N'hésitez pas à demander conseil à votre médecin traitant ou à une diététicienne.

Peau et ménopause

Facteur essentiel de la beauté, la peau est sensible aux hormones ovariennes dont elle va refléter les perturbations.

EN PRÉMÉNOPAUSE :

Nous savons qu'il existe une compétition entre la progestérone et les hormones mâles ou androgènes au niveau des récepteurs cutanés. La déficience en progestérone qui caractérise la préménopause va laisser le champ libre à l'action des hormones mâles, qui circulent dans le sang de toute femme, à des doses beaucoup moins importantes que chez l'homme, bien entendu.

Des manifestations, dites « d'hyperandrogénie » peuvent survenir : acné avec poussées prémenstruelles, peau grasse avec chute de cheveux, développement de la pilosité.

APRÈS LA MÉNOPAUSE :

La carence en œstrogènes va entraîner une déshydratation cutanée. La peau s'affaisse, devient sèche, moins souple donc plus sujette aux rides.

Parfois très lentes, ces modifications peuvent être aussi rapides, responsables d'un véritable « coup de vieux » physique, toujours très mal vécu.

Les femmes les plus jolies, dont la capacité de plaire a été un souci constant et une source de satisfactions et de privilèges sont les plus sensibles à ces changements esthétiques et les plus vulnérables. Prises de panique, elles cherchent une solution dans les instituts, les crèmes de toutes sortes ou sous le bistouri d'un chirurgien plasticien.

Ainsi, l'année qui suit la ménopause sonne souvent l'heure du premier « lifting ». Je dis premier, car par la suite, certaines n'en finiront pas de faire retendre une peau de plus en plus rebelle. Crèmes et soins locaux peuvent être d'un précieux appoint mais ils ne sauraient compenser totalement les méfaits cutanés de la carence ovarienne.

La qualité de la peau à cinquante ans dépend aussi de facteurs non hormonaux : les expositions solaires prolongées qu'elle a « subi » auparavant, le tabac et, bien sûr, sa qualité au départ et les soins que vous lui avez prodigués.

Esthétique et traitements hormonaux

EN PRÉMÉNOPAUSE :

La progestérone naturelle par voie générale et locale aura des effets bénéfiques sur la peau.

Quand le déséquilibre hormonal est important, nous sommes souvent amenés à employer des progestatifs de synthèse de la famille des norstéroïdes. Ces produits sont très utiles car ils possèdent une puissante action anti-œstrogène et luttent donc avec une efficacité supérieure à celle de la progestérone naturelle, contre les manifestations de l'excès de folliculine (syndrôme prémenstruel, gonflements, mal aux seins...).

Utilisés à fortes doses, certains de ces produits peuvent engendrer des manifestations d'hyperandrogénie : acné, peau grasse...

En effet, chimiquement, ces norstéroïdes sont plus proches des androgènes que de la progestérone.

On retrouve les norstéroïdes dans toutes les pilules contraceptives. Chaque pilule contient un œstrogène et un progestatif de synthèse, ce dernier appartenant toujours à la famille des norstéroïdes.

Ceci explique les problèmes cutanés si fréquents sous certaines pilules dont le progestatif est particulièrement androgénique.

L'intérêt du norstéroïde dans la pilule est qu'il accroît l'action contraceptive.

Après la ménopause :

Les œstrogènes évitent la déshydratation de la peau, qui peut conserver sa souplesse.

En agissant sur le tissu glandulaire, responsable de la consistance des seins, les œstrogènes leur permettent de conserver une certaine « tenue ».

Ce qu'il faut retenir

Dans notre société, la beauté représente une qualité et un atout considérables. Il est tout à fait normal que vous désiriez préserver votre aspect physique le plus longtemps possible.

Les changements esthétiques après quarante ans, sont très variables d'une femme à l'autre. Vous attendez et redoutez ces transformations physiques qui contribuent largement à la valeur péjorative rattachée à la ménopause.

Deux facteurs de la beauté peuvent être alors perturbés : la silhouette et la peau.

En préménopause, caractérisée par un déséquilibre hormonal en faveur de la folliculine, une prise de poids avec modification de la silhouette est très fréquente.

Un traitement de rééquilibration hormonale associé à une hygiène de vie et diététique simple doivent permettre de conserver la « ligne », véritable « idée fixe », qui vous est réinculquée en permanence par tous les moyens d'information.

Après la ménopause, une hormonothérapie complète (œstrogènes et progestérone) préservera la qualité, la souplesse de la peau, qui pourra conserver son « éclat » et sera moins sujette aux rides.

Cependant, il importe de tempérer l'enthousiasme avec lequel nombre d'entre vous s'adressent aux thérapeutiques hormonales pour des raisons exclusivement esthétiques. Ces traitements n'ont jamais permis de rajeunir. Ils permettent d'éviter le « coup d'accélérateur » dans le vieillissement physique dont peut être responsable la carence ovarienne.

D'autre part, s'il est certain que les femmes traitées bénéficient d'une certaine « allure », il faut dire que, jusqu'à très récemment, elles se situaient presque toutes dans les classes sociales les plus favorisées, chez des femmes ayant toujours eu le souci de leur corps, de leur « mise » et de leur comportement.

7

La contraception après quarante ans

Ce problème préoccupe particulièrement toutes les femmes.

En effet, dans la quasi-totalité des cas, une grossesse après quarante ans est mal venue.

Comme nous l'avons déjà vu, l'indice de fécondité (nombre de femmes sur cent enceintes en une année sans contraception) diminue après quarante ans et surtout après quarante-cinq ans :

- Entre quarante et quarante-quatre ans, sur 1 000 femmes, ayant des rapports réguliers sans précautions, pendant une année : 152 deviendront enceintes.

• Entre quarante-cinq et quarante-neuf ans, sur 1 000 femmes ayant des rapports réguliers sans précautions pendant une année : seules 22 seront enceintes.

Donc un risque sur six entre quarante et quarante-cinq ans, et seulement une probabilité de 1/50 entre quarante-cinq et cinquante ans. Pourtant, cette faible probabilité de 1/50 reste pour toutes une hantise qui est un frein à l'épanouissement sexuel. Il importe donc d'apporter une solution à cette préoccupation, solution qui devra être un compromis entre l'efficacité de la méthode adoptée et les troubles qu'elle peut occasionner.

Les méthodes naturelles

La méthode d'abstention périodique (compte des « jours dangereux » encadrant l'ovulation) et la méthode des températures (méthode Ogino, interdisant tout rapport jusqu'au troisième jour après le décalage thermique) ont été conçues pour des femmes bien réglées avec une ovulation en milieu de cycle.

En préménopause, les cycles devenant irréguliers, souvent très longs, l'ovulation étant décalée, quand elle existe, ces méthodes perdent leur fiabilité et leur intérêt et sont inappropriées.

La contraception orale par la « pilule » : les œstroprogestatifs

La « pilule » est une association de produits œstrogéniques et progestatifs de synthèse qui possède trois effets contraceptifs :
— Blocage de l'ovulation.
— Suppression de la glaire cervicale.
— Endomètre impropre à la nidation.

En raison des risques vasculaires accrus que font courir ces produits de synthèse, surtout après quarante ans, la « pilule » doit être envisagée avec circonspection, surtout si vous fumez. En effet, l'association tabac + « pilule » majore considérablement le risque vasculaire.

Les « pilules » normodosées (50 microgrammes d'éthinyl-œstradiol) doivent être proscrites.

Seules les « pilules » minidosées (dites « mini pilules ») à 30 microgrammes d'éthinyl-œstradiol peuvent être envisagées si les bilans cliniques et biologiques de contrôle l'autorisent.

Les principales contre-indications de la « pilule » sont : l'hypertension artérielle, le diabète, les antécédents de phlébite, les cancers, les antécédents d'hépatite virale, le tabagisme, les anomalies de bilans biologiques (sucre du sang : glycémie, graisses du sang : lipides totaux, triglycérides, cholestérol).

La micropilule

Il s'agit d'une nouvelle forme de contraception qui a vu le jour en 1977 ; les comprimés qui doivent être pris très régulièrement chaque jour, à la même heure, sans interruption, ne contiennent qu'un progestatif mais pas du tout d'œstrogène. Son principe d'action est l'effet antiglaire et de rendre la muqueuse utérine impropre à la nidation de l'œuf.

Elle a l'inconvénient d'être source de petites pertes de sang répétées qui peuvent contraindre l'utilisatrice à abandonner. Quand existe une insuffisance lutéale, elle peut modifier la commande ovarienne et aggraver le déficit en progestérone contre lequel on désire lutter. Ces restrictions étant faites, la micropilule peut être intéressante en cas de contre-indications à la pilule habituelle.

Les stérilets ou dispositifs intra-utérins (D.I.U.)

Ce sont de petits appareils de quelques centimètres que l'on place à l'intérieur de l'utérus. Ils ont le

Stérilet en place dans la cavité utérine

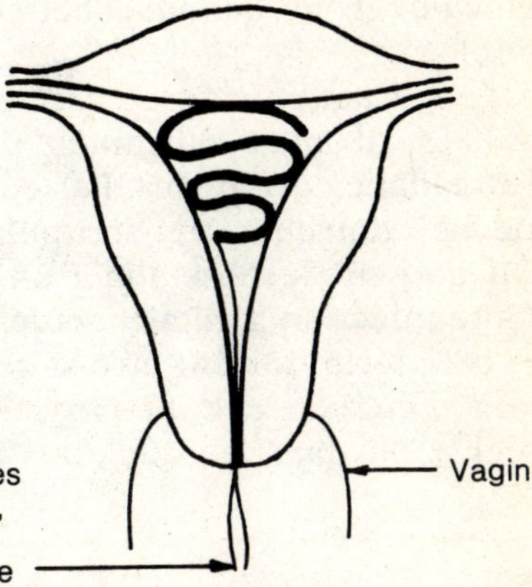

Fils dépassant de quelques centimètres dans le vagin, permettant de contrôler que le stérilet est en place et de le retirer.

---

plus souvent une forme géométrique. La méthode est empirique et remonte à l'Antiquité.

Le stérilet rend l'endomètre inflammatoire, inapte à accueillir l'œuf fécondé. Les D.I.U. se sont considérablement améliorés ces dernières années. L'apparition des stérilets au cuivre qui en améliore l'efficacité, constitue un progrès. Le taux d'échec est très réduit : 1 à 2 p. 100. Il faut savoir d'autre part, que ce taux d'échec de 1 à 2 p. 100 a été calculé sur une population globale d'utilisatrices du stérilet.

Chez les femmes de plus de quarante ans, les chances de survenue d'une grossesse sont beaucoup plus restreintes que dans une population globale et le taux d'échec y est beaucoup plus faible.

Le stérilet peut être laissé en place deux ou trois années. Il peut entraîner une augmentation de l'abondance des règles. Les conditions de pose d'un stérilet doivent être scrupuleusement respectées. On ne peut le poser qu'à une femme indemne de toute infection génitale, actuelle ou ancienne (vagin et col utérin doivent être sains). Le stérilet est posé lors d'une consultation gynécologique, en fin de règles, ou dans les quelques jours qui suivent.

Les progestatifs de synthèse

Ils ont différents effets contraceptifs :
— Effet antiglaire ;
— Effet sur l'endomètre ;
— Pour certains d'entre eux, à fortes doses, ils peuvent inhiber l'ovulation.

A visée contraceptive, les progestatifs de synthèse seront prescrits tôt dans le cycle.

> *Ils ont le grand avantage d'ajouter à l'action contraceptive une action thérapeutique de rééquilibration hormonale, d'où leur intérêt en préménopause.*

La contraception mécanique

• *Les préservatifs masculins :* ils apportent une solution intéressante par leur inocuité, quand les rapports sont peu fréquents et espacés.

• On en rapprochera la contraception féminine locale par *ovule spermicide.* Il s'agit d'un petit comprimé à placer au fond du vagin avant chaque rapport. Le taux d'efficacité est plus faible que celui du stérilet.

• La contraception par *diaphragme* et *mousse spermicide,* est particulièrement astreignante (le diaphragme doit être laissé en place huit heures après le rapport). Elle compte pourtant de fidèles adeptes.

La stérilisation chirurgicale par ligature des trompes

C'est une méthode définitive et presque toujours irréversible. Elle nécessite une laparotomie (ouverture de l'abdomen) et peut être réalisée à l'occasion d'une autre intervention. Actuellement, on la pratique, de plus en plus, sous cœlioscopie par la pose d'un anneau obturant les trompes.

La cœlioscopie est une intervention sous anesthésie générale qui ne nécessite qu'une hospitalisation de courte durée. Elle ne laisse pour stigmate qu'une petite cicatrice presque invisible de 2 cm au niveau de l'ombilic.

Cette méthode irréversible doit être envisagée calmement, après mûre réflexion et après l'âge de trente-cinq ans ; réalisée trop tôt, dans une atmosphère passionnée (après interruption de grossesse par exemple), elle peut être amèrement regrettée par la suite.

Tout gynécologue a vu une ou plusieurs fois dans sa vie professionnelle, une femme « stérilisée » désirant une grossesse après le décès d'un enfant ou un remariage. Ces cas toujours douloureux devraient être évités en limitant les ligatures des trompes aux cas extrêmes.

La contraception masculine

Elle n'en est qu'à ses balbutiements et n'a pas encore dépassé le stade des expérimentations. Cependant, on peut penser raisonnablement que d'ici quelques années (ou quelques décennies...), femmes et hommes partageront équitablement la responsabilité de la contraception. La ligature des canaux déférents (canaux conduisant le sperme) est actuellement interdite dans de nombreux pays.

Ce qu'il faut retenir

Il faudra trouver la solution adaptée à votre problème :

- Quand les rapports sont espacés et pour celles qui désirent ne pas « perturber » leur organisme par la prise de pilule ou la pose d'un stérilet, la contraception par préservatif ou la contraception locale féminine peut être une solution intéressante par sa totale inocuité et sa simplicité.

- Dans le cas où les rapports sont plus fréquents et où il est bien supporté, le stérilet semble une bonne solution, surtout si la minipilule est contre-indiquée.

- Enfin, l'administration de progestatifs de synthèse commencée tôt dans le cycle est de plus en plus employée, surtout s'il existe un déséquilibre hormonal.

8

La ménopause vraie : la « période critique »

A la phase de préménopause, succède la ménopause vraie ou « retour d'âge », période « critique » ou climatère. Il ne s'agit pas d'un phénomène ponctuel mais d'une période pouvant s'étendre sur plusieurs mois, voire plusieurs années.

C'est pendant cette période périménopausique que les sécrétions ovariennes vont diminuer, puis se tarir totalement et définitivement.

Les effets ou plutôt les méfaits de la carence ovarienne sont multiples. Plus nos connaissances médicales progressent, plus on mesure leur importance. La carence hormonale accélère les processus de vieillissement et continue de jouer un rôle néfaste, longtemps après l'arrêt des règles.

Comment savoir si vous êtes ménopausée ?

Paradoxalement, l'arrêt des règles qui a pourtant donné son nom à cette période troublée, n'est pas un signe formel de ménopause. C'est un signe indispensable mais pas suffisant à lui seul.

Tout d'abord, l'arrêt définitif des menstruations n'est pas brutal. Le plus souvent, il est précédé d'une période d'importantes irrégularités menstruelles qui vont s'étendre sur une ou deux années. Ainsi, des menstruations peuvent réapparaître plusieurs mois après des règles que l'on avait considérées, un peu tôt, comme ultimes. Les irrégularités des cycles sont en rapport avec les irrégularités des sécrétions ovariennes en œstrogènes, associées à l'absence de fabrication de progestérone (les cycles sont anovulatoires, sans ovulation). La période critique est ainsi une période de déséquilibre hormonal majeur, générateur de troubles importants : gonflement, prise de poids, irritabilité, dépression...

L'anarchie, le dérèglement, l'emballement de l'étage de commande hypothalamo-hypophysaire déclenchent les célèbres « bouffées de chaleur ».

Dans un premier temps, l'administration de progestérone, dix jours par mois, permet de régulariser les cycles en rétablissant l'équilibre hormonal, supprimant ainsi l'inconfort. Les cycles redeviendront réguliers et seront ainsi « prolongés » quelques mois, voire plus, jusqu'à l'arrêt de la fabrication d'œstrogènes par les ovaires. Quand les règles ne surviendront plus, malgré l'adjonction de progestérone dix jours par mois, cela signifiera que la production d'œstrogènes par les ovaires sera tarie, c'est la ménopause vraie, et l'heure d'un éventuel traitement hormonal complet (œstrogène + progestérone) aura sonné.

Une notion capitale : « arrêt des règles + bouffées de chaleur » ne signifie pas automatiquement arrêt du fonctionnement des ovaires.

Il signifie, le plus souvent, au début, une irrégularité du fonctionnement des ovaires avec cycles anovulatoires, sans progestérone. La prise d'œstrogènes trop tôt, dès les premières bouffées de chaleur, peut, non seulement, ne pas avoir d'effet bénéfique mais même jouer un rôle néfaste, inopportun en aggravant le déséquilibre hormonal préexistant et en provoquant gonflement, tension des seins, œdèmes... Il est donc très important de ne pas commencer le traitement par les œstrogènes trop tôt, sous peine d'aller à l'encontre des effets escomptés.

Comment donc affirmer l'arrêt de fonctionnement des ovaires ?

Outre l'arrêt des règles et l'*examen clinique* qui permet d'apprécier l'état d'imprégnation hormonale, le médecin peut s'aider d'un certain nombre d'examens complémentaires :

▶ Le frottis vaginal avec étude hormonale

On peut distinguer trois grands types de cellules vaginales : les cellules superficielles, les cellules intermédiaires, les cellules basales.

Le vagin est un bon récepteur, un « organe-cible » des œstrogènes. Le pourcentage des cellules superficielles est directement en rapport avec l'imprégnation hormonale en œstrogènes. Plus il y a d'œstrogènes, plus ce pourcentage est important. Quand ce pourcentage diminue de façon importante, inférieure à 10 p. 100, le frottis est dit « atrophique ». C'est un frottis de ménopause. La pilule et les traitements hormonaux modifient les frottis hormonaux.

▶ Les dosages hormonaux

On peut doser les hormones à deux niveaux : les ovaires et l'hypophyse et de deux façons : dans les urines ou dans le sang.

Dosages hormonaux à la ménopause

Dosages urinaires

Gonadotrophines urinaires totales > 50 u.s./24 h

Dosages plasmatiques

Œstradiol < 40 pg/ml
F.S.H. > 30 m.u.i./ml

Analyse hormonale des frottis vaginaux

Pourcentage des cellules superficielles < 10 %

Les dosages urinaires étaient les plus employés, jusqu'à ces dernières années. Ils nécessitent le recueil des urines de vingt-quatre heures. On tend à les délaisser au profit des dosages plasmatiques, réalisés par une simple prise de sang, qui sont plus commodes, plus précis mais aussi plus onéreux et qui ne peuvent être réalisés que dans quelques grands laboratoires spécialisés.

Le dosage des œstrogènes :

— Dans les urines : on dose les œstrogènes totaux ou phénolstéroïdes.
— Dans le sang : on dose l'œstrogène le plus

important : l'œstradiol plasmatique dont la valeur moyenne est 140 Pg/ml.

Le dosage des gonadotrophines hypophysaires :

Elles augmentent considérablement après la ménopause :

— Dans les urines, on dose les G.U.T. (Gonadotrophines Urinaires Totales).
— Dans le sang, on peut les doser séparément : F.S.H. et L.H.

Il faut bien savoir que les dosages hormonaux ne sont qu'un élément du diagnostic de ménopause. En effet, en raison de l'anarchie de sécrétion hormonale à cette période critique, les taux hormonaux peuvent varier considérablement d'un jour à l'autre.

Les troubles fonctionnels de la ménopause

▶ Les bouffées de chaleur

Elles sont si célèbres, si « bruyantes » qu'elles occupent le plus souvent le « devant de la scène » à la ménopause. Elles constituent parfois même, l'unique préoccupation des femmes qui viennent nous consulter et qui ne réclament qu'une seule chose : en être débarrassées.

Une bouffée de chaleur se traduit par une sensation de chaleur intense qui parcourt tout le corps de la tête aux pieds, ou des pieds à la tête, comme une onde, qui va durer trente secondes à une minute et qui s'achève avec des sueurs froides, plus ou moins abondantes, très désagréables. En elles-mêmes, les bouffées de chaleur sont inoffensives, c'est la gêne, l'inconfort qu'elles procurent qui leur donnent une importance telle qu'on les identifie parfois à la ménopause.

La pathogénie de ces bouffées vasomotrices n'est pas élucidée avec précision. Il n'y a pas un rapport étroit avec l'arrêt des règles. Les bouffées peuvent survenir avant l'arrêt définitif des cycles et se prolonger de nombreuses années après la ménopause. Elles semblent dues, non pas à la baisse des taux hormonaux mais plus exactement aux brusques variations de ces taux dans un sens ou dans l'autre. Le dérèglement, l'emballement du système de commande supérieur (hypothalamus + hypophyse) est responsable de ces brusques variations hormonales qui déclenchent les bouffées de chaleur.

On a encore trop tendance à considérer les bouffées comme « psychologiques ». Des éléments irréfutables, objectifs, prouvent leur caractère organique, réel. Ainsi, les bouffées peuvent réveiller, parfois plusieurs fois, la nuit, elles sont alors source d'une insomnie pénible.

De même, à la suite d'accouchements dramatiques avec rupture utérine, il a parfois été nécessaire d'enlever utérus et ovaires. On a pu alors constater, chez ces femmes, la survenue de violentes bouffées vasomotrices, alors qu'elles ne connaissaient pas encore le type d'intervention réalisé.

Les bouffées de chaleur existent bel et bien. Cependant, si elles ne sont pas psychologiques, une émotion, un stress, une contrariété, peuvent jouer un rôle dans leur déclenchement ou leur intensité.

L'exemple de Madame S., cinquante-trois ans, est très instructif à cet égard.

Madame S. me consulta pour de violentes bouffées de chaleur et des malaises répétés. Ses troubles résistèrent à différents traitements, en particulier hormonaux. Ils cédèrent rapidement quand la belle-mère de Madame S. avec laquelle elle était en conflit permanent, quitta son foyer...

La fréquence des bouffées de chaleur est très variable. Elle est parfois très élevée : vingt à trente par jour et... par nuit. La femme qui subit ces pénibles « vapeurs » nocturnes, se retrouve alors dans son lit, les draps et la chemise de nuit mouillés, collés à son corps, la contraignant à en changer.

Parfois, les bouffées de chaleur peuvent réaliser un véritable « handicap » social, en particulier dans les relations professionnelles. Certaines femmes refusent désormais toute sortie, tout dîner par crainte de ces « vapeurs », redoutant de devenir la cible des regards de l'entourage. Pourtant, l'intensité prêtée aux bouffées de chaleur par les femmes est, en général, disproportionnée avec ce que peut ressentir l'entourage, qui, dans la majorité des cas, ne s'en aperçoit pas.

▶ Les maux de tête ou céphalées, les vertiges

Ils sont fréquents. Leurs causes sont multiples, souvent intriquées, fonctionnelles et organiques.

On recherchera toujours une cause organique :

— Arthrose cervicale avec tassements vertébraux.

— Hypertension artérielle.

— Diminution de l'acuité visuelle, port de verres de puissance insuffisante.

▶ Les pertes de mémoire, le manque de concentration

Elles ne doivent pas être attribuées directement à la ménopause mais plutôt à la cinquantaine. En effet, les femmes ayant subi une ménopause chirurgicale précoce, sont « épargnées » par ces « trous » de mémoire. Le vieillissement des vaisseaux joue pour beaucoup. Les vaso-dilatateurs cérébraux peuvent donner d'intéressants résultats. Mais il faut surtout ne pas perdre de vue que la mémoire est une faculté qu'il faut entretenir, comme un muscle.

Observez deux personnes, cadres actifs par exemple, de soixante-cinq ans : un travaillant encore, le second ayant pris sa retraite à soixante ans. Chez celui qui a pris sa retraite, on pourra observer sûrement une diminution rapide des capacités de mémoire, s'il n'a pas su se ménager une activité intellectuelle au-delà de ce véritable « cap social » que constitue la retraite. On peut les comparer aux sportifs qui arrêtent toute activité physique et qui grossissent très vite.

La rééducation de votre mémoire dépend de vous, en premier lieu. Comme pour tous les autres troubles de la ménopause, il ne faut pas d'emblée, baisser les bras, dire : « Je n'y peux rien », « Je ne retiens plus rien ». Il faut lutter et s'astreindre à une certaine activité intellectuelle : bridge, échecs, mots croisés, apprentissage d'une langue vivante... Le choix est vaste.

▶ La fatigue

Les capacités physiques diminuent dès l'âge de trente à trente-cinq ans. Mais ce qui caractérise la ménopause, c'est la sensation de « coup de pompe » permanent, d'extrême lassitude.

On ne peut dissocier cette fragilité physique rapide des troubles psychologiques, véritable « lassitude psychique », dégoût de vivre et d'entreprendre, que nous reverrons au chapitre des troubles psychologiques.

Les troubles physiques

▶ Les modifications de la silhouette

On a beaucoup écrit sur les modifications physiques à la ménopause. Certains articles en font une longue, méticuleuse et très, très déprimante description. L'attente de ces dégradations physiques, esthétiques contribue largement à donner une valeur péjorative à la ménopause. Beaucoup les redoutent et pensent qu'elles signifient inéluctablement perte de la féminité et du pouvoir de séduction.

Étudions les faits avec réalisme. Il existe certainement des modifications physiques à la cinquantaine mais ces modifications sont très variables d'une femme à l'autre. Certaines sont épargnées et les altérations physiques ne représentent ni plus ni moins que la conséquence du processus habituel de vieillissement de l'organisme. Chez d'autres femmes, les transformations physiques sont aggravées ou accélérées par la ménopause. La silhouette peut « s'alourdir », s'épaissir. C'est la conséquence d'une prise de poids et d'une modification de la répartition des graisses qui vont se déposer plus volontiers au niveau de la ceinture.

Dans un grand nombre de cas, un effort personnel, associant diététique et exercice physique, peut « enrayer » le processus. La lutte est dure, il est vrai. Mais, combien abandonnent le combat... avant même de l'avoir entrepris. Quand la prise de poids est importante, rebelle, un déséquilibre hormonal doit être recherché, comme cela est expliqué au chapitre consacré aux problèmes de la « ligne ».

▶ La peau

Elle peut devenir sèche, sujette aux rides. Les ongles se dédoublent, cassent. Les poils, en particulier pubiens, peuvent se raréfier.

Une bonne hygiène cutanée s'impose : démaquillage tous les soirs, utilisation de crèmes hydratantes, expositions au soleil réduites, réduction du tabac qui a une action nocive sur le teint.

La qualité de la peau, à cinquante ans, dépend de ce qu'elle a « subi » auparavant. Je pense à celles qui n'ont pas ménagé à leur visage et leur corps, les expositions solaires fréquentes et prolongées. La peau est un véritable « capital » à protéger. Les œstrogènes possèdent une remarquable action sur la peau, lui donnant de la souplesse. Les fabricants de cosmétiques et les instituts de beauté le savent bien. Pendant longtemps, ils intégrèrent des œstrogènes dans leurs produits. Cette pratique fut interdite par le législateur. Les crèmes perdirent leurs œstrogènes et une grande partie de leur efficacité...

Dans notre société, l'aspect physique d'une femme revêt une grande importance. Votre éducation vous a inculqué cette notion et vous a donné le souci d'être belle et de plaire, la beauté constituant un atout considérable, source d'avantages et de privilèges. Il est tout à fait naturel que vous désiriez préserver ce capital « beauté » le plus longtemps possible. Ce souci de conserver un aspect physique avantageux encourage de nombreuses femmes à suivre une thérapeutique hormonale, qui leur permettra, il est vrai, de conserver une allure et un éclat que le cours spontané de la nature prétendait leur enlever.

▶ Les muqueuses

Elles tendent à devenir plus sèches à la ménopause : sécheresse de la bouche, bien connue des stomatologistes ; sécheresse des paupières, source de conjonctivite. Enfin, et surtout, sécheresse vaginale qui peut rapidement devenir une gêne, voire un obstacle aux rapports sexuels et être à l'origine d'infections vaginales ou urinaires (cystites).

Un traitement hormonal local par ovules gynécologiques redonnera au vagin sa souplesse et son élasticité.

▶ Les troubles circulatoires

Ils peuvent s'aggraver à la ménopause : les femmes sujettes aux varices « jambes lourdes » sont particulièrement exposées. Des exercices simples sont expliqués dans un chapitre suivant. Des médicaments, dits veinotoniques, peuvent améliorer la situation. Les cures thermales trouvent dans cette pathologie circulatoire, une de leurs meilleures indications.

► Les troubles urinaires. Les « descentes d'organes » ou prolapsus

> *Les troubles urinaires affectent des millions de femmes, près d'une sur trois après cinquante ans.*

Ils sont pourtant peu connus.

Par pudeur, vous n'osez pas parler de ces « fuites » urinaires humiliantes. D'autres conservent ce « secret » par crainte d'une intervention chirurgicale. Ces troubles sont représentés essentiellement par l'incontinence urinaire à l'effort, qui se caractérise par une perte d'urines, involontaire, non précédée d'un besoin, contemporaine d'un effort, et cessant avec celui-ci. L'importance de la fuite est variable : quelques gouttes tâchant les sous-vêtements, ailleurs véritable « jet urinaire », certaines femmes étant contraintes de se garnir en permanence. L'effort déclenchant est très variable : saut, course, toux, rire... Dans les formes évoluées : simple changement de position.

La principale cause de ces troubles est la « faillite » des systèmes musculaires et ligamentaires de soutènement des organes génitaux et de la vessie. Les femmes ayant eu de gros enfants et des expulsion difficiles (forceps, déchirures...) sont les plus exposées.

Après la ménopause, la qualité et la trophicité

des systèmes de soutènement fléchissent. Ces formations ne peuvent plus assumer leur rôle. Les troubles urinaires apparaissent ou s'aggravent, quand ils existaient déjà.

Si vous êtes concernée par ces « ennuis » urinaires, vous devez en parler à votre médecin, en sachant que votre cas est loin d'être exceptionnel puisque vous partagez, malheureusement, cette préoccupation avec près d'un tiers de la population féminine de plus de cinquante ans.

Jusqu'à ces dernières années, les traitements de l'incontinence urinaire passaient automatiquement par la salle d'opération. Les résultats n'étaient pas toujours à la hauteur des espérances. Depuis quelque temps, des méthodes nouvelles importées des pays anglo-saxons qui consistent en une rééducation du périnée avec stimulations électriques intravaginales ont permis d'obtenir d'excellents et rapides résultats. On peut prédire une expansion considérable à ces nouvelles méthodes.

Une « gymnastique » personnelle peut donner de bons résultats. Des exercices simples sont exposés dans un chapitre suivant.

Les pertes d'urines peuvent être associées à une « descente d'organes » appelée prolapsus. On peut observer des pertes d'urines sans prolapsus, ou des prolapsus sans signes urinaires. Le prolapsus se définit par une descente des organes génitaux. Dans les antécédents, on retrouve presque toujours des accouchements difficiles (gros enfants, forceps...).

Au début, la femme peut ressentir une gêne, une impression de masse dans le vagin.

L'examen gynécologique permet d'apprécier le type de la descente d'organes et d'envisager une thérapeutique qui peut être chirurgicale.

Psychologie et ménopause

Certains ont toujours tenté d'expliquer les troubles de l'humeur et du caractère à la ménopause, exclusivement par la psychologie, l'environnement, le « mythe de la ménopause ». Parfois, l'explication était très satisfaisante. Mais, ailleurs, tous les raisonnements possibles étaient pris en défaut. Certaines dépressions se révélaient incompréhensibles. Depuis quelques années, les recherches se sont multipliées dans ce domaine et des relations entre les hormones ovariennes et les troubles psychologiques ont été mises en évidence. Cette nouvelle approche médicale des altérations psychologiques à la cinquantaine a permis de moduler et de compléter des explications exclusivement psychanalytiques.

Nous allons d'abord envisager les aspects psychosociaux de la ménopause avant d'étudier le rôle des perturbations hormonales, en sachant que cette discrimination est arbitraire, les différents facteurs s'intriquant et se potentialisant.

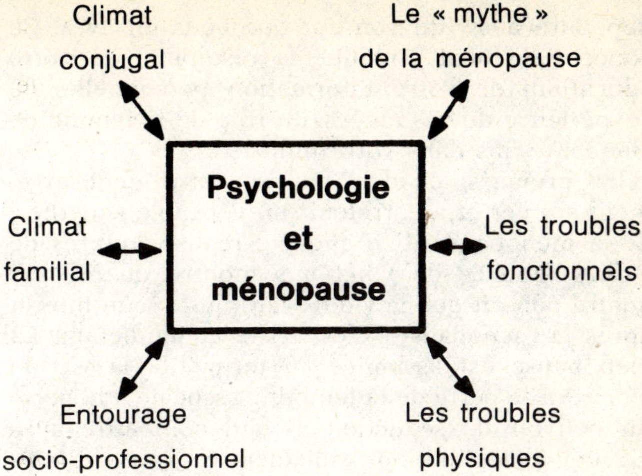

Plus que dant tout autre domaine, il est impossible d'édicter des règles fixes régissant le psychisme à la ménopause. Chaque femme représente une personnalité unique à considérer dans son cœur, son corps et aussi dans son environnement conjugal, familial et socioprofessionnel.

► Les femmes face à la ménopause

La ménopause recouvre, sans aucun doute, un certain nombre de troubles mais votre ménopause dépendra aussi du concept que vous en avez. Ce concept ne peut être que la résultante de votre éducation, de votre information personnelle, de l'expérience de vos aînées, du rôle de la femme de cinquante ans dans votre milieu.

Les préjugés, les idées fausses contribuent largement à créer et à entretenir un véritable « mythe » de la ménopause. Une enquête réalisée auprès de jeunes femmes de vingt ans montre qu'une sur quatre pensait que la vie n'avait plus aucun intérêt après la ménopause ! C'est triste et inquiétant. La ménopause est assimilée au terme de la vie de femme, à la perte de la féminité, associée à la perte du pouvoir de séduction. Il faut combattre avec vigueur cette notion, ridiculement fausse, mais plus ou moins profondément ancrée dans les mentalités. La féminité peut être conservée « ad vitam aeternam ». Les exemples vivants ne manquent pas autour de nous.

Les qualités, qui sont l'apanage de la femme et qui font sa noblesse, sont d'abord gravées dans son cœur, et dans son cerveau. Il dépend essentiellement de vous de les préserver.

Les femmes qui exercent une acitivité professionnelle intéressante sont relativement préservées des troubles psychologiques de la ménopause. Un métier, une occupation quelle qu'elle soit, sont d'excellents boucliers contre les perturbations psychiques de la cinquantaine.

► Les hommes face à la ménopause

Souvent vous reprochez à votre compagnon son peu de compréhension habituelle, qui est encore plus mal ressentie à la ménopause. C'est le plus souvent exact.

Là encore, le manque d'information joue un rôle prédominant. Vous imaginez bien que si les femmes sont peu et mal informées, les hommes ne le sont pas du tout et se désintéressent d'un problème, qui, pensent-ils, ne les concerne pas directement. Leur méconnaissance les rend peu indulgents envers les troubles du caractère, l'irritabilité de leur épouse qui les agacent ou devant leur dépression, leur tristesse qui les déroutent.

On peut espérer que la situation va évoluer et que les hommes prendront conscience des modifications hormonales qui peuvent vous bouleverser à la ménopause.

Ainsi, les relations au sein du couple peuvent se dégrader et il peut y avoir des moments difficiles. D'un autre côté, des éléments nouveaux apparaissent qui vont contribuer à resserrer les liens conjugaux, comme nous le reverrons au chapitre consacré à la sexualité.

► Le milieu familial et la ménopause

Une étude a montré que les femmes ayant encore des enfants au foyer au moment de la ménopause passaient plus facilement cette période critique. Le départ des enfants est souvent très mal vécu par la mère, d'autant plus qu'elle a consacré la quasi-totalité de sa vie, de ses préoccupations à assurer leur éducation et leur bien-être. Cette éducation s'avère de plus en plus difficile. Les conflits sont fréquents. Les conflits avec les enfants sont certainement les plus mal vécus par une femme.

Les départs des enfants privent la femme d'une fonction de mère qui, pour beaucoup, était essentielle. Elle peut en ressentir un sentiment de dévalorisation à ses propres yeux.

▶ Notre société face à la ménopause

Comme nous l'avons déjà vu, notre société est peu indulgente envers une femme qui vieillit. Son image est ressentie comme péjorative, dévalorisée. Heureusement, de plus en plus nombreuses sont les femmes qui refusent cette triste image de marque d'elles-mêmes et conservent, avec l'aide de traitements leur activité et leur dynamisme. Ces femmes contribueront à transformer l'attitude de notre société face à la femme de cinquante ans.

▶ Le corps médical face à la ménopause

Beaucoup d'entre vous se plaignent du peu d'intérêt manifesté par les médecins qu'elles consultent à ce sujet. « Ça ne l'intéresse pas », « Il m'a dit, c'est psychologique », et toujours « Il faut laisser faire la nature ». Vous avez l'impression de déranger, d'agacer votre médecin en parlant de vos malaises ou de vos bouffées de chaleur.

Ce « rejet » médical, quand il existe, est très mal ressenti car il isole une femme dans son désespoir. Elle n'aperçoit aucune solution aux problèmes qu'elle subit, parfois douloureusement, dans son corps et dans son cœur.

Heureusement, les médecins qui traitent la ménopause seront de plus en plus nombreux. Auprès de l'un d'eux, vous trouverez l'écoute, la compréhension et la thérapeutique que vous êtes en droit d'attendre.

▶ L'émotivité, l'hypersensibilité

L'émotivité est extrêmement fréquente à la ménopause. Une nouvelle triste, une réflexion un tant soit peu désagréable, peut déclencher une crise de larmes. Les réactions émotives deviennent disproportionnées avec la cause déclenchante. Nous reverrons cet état au chapitre consacré à la dépression.

▶ Les troubles du caractère

A type de nervosité, d'irritabilité, ces troubles du caractère et de l'humeur sont fréquents. Leur importance est telle qu'une femme elle-même peut en avoir conscience et en souffrir. Il n'est pas rare de voir arriver en consultation une femme qui dit : « Faites quelque chose, car pour mon entourage, ce n'est plus possible ! »

Elle a alors conscience de son irritabilité mais ne peut la maîtriser. Ces modifications du caractère peuvent être à l'origine de conflits conjugaux ou professionnels.

Les collaborateurs de femmes P.D.G. de société à la cinquantaine, « ressentent » largement la période critique de leur dirigeante. Je me souviens d'une institutrice qui, pour la première fois, en trente années d'enseignement, avait giflé un enfant qui l'exaspérait. Ailleurs, une hôtesse d'accueil à la Sécurité sociale avait dû changer de poste car elle ne supportait plus le contact de la clientèle.

L'irritabilité, l'agressivité peuvent alterner avec des phases de tristesse, d'abattement. Victime, malgré elle, de ces modifications brutales d'humeur et de caractère, qu'elle subit sans pouvoir les contrôler, une femme sera encore plus malheureuse face à l'incompréhension, voire face au rejet de son entourage.

▶ La dépression

Selon une étude réalisée par l'International Health Foundation, la dépression représente le phénomène le plus redouté par les femmes qui abordent la cinquantaine. Sa pathogénie est complexe.

La concomitance dans le temps de plusieurs événements éprouve le moral : départ des enfants, vieillissement physique mal toléré, fatigabilité accrue, décès des parents, des proches, parfois tension conjugale. Une femme peut avoir l'impression que tout lui « tombe dessus » en même temps.

A une période « habituelle » de l'existence, ces événements pourraient être bien tolérés. Ici, ils surviennent à une époque où les perturbations hormonales rendent l'organisme féminin plus faible, plus fragile. L'équilibre physique, mais aussi psychique, est instable.

L'émotivité amplifie considérablement les événements extérieurs. Une « agression » de plus, de trop, peut entraîner la bascule dans la dépression nerveuse. Cette dépression n'est pas univoque et peut revêtir de multiples aspects. Au minimum, elle se traduira par des crises de larmes injustifiées. A un stade de plus, il peut s'installer un état de tristesse permanente.

A la fatigabilité physique, s'associe un véritable dégoût pour la vie, le mouvement. Un sentiment d'extrême lassitude envahit le corps et l'esprit. « Tout me pèse », « Je n'ai plus goût à rien », « Je n'ai plus envie de rien entreprendre » sont des réponses habituelles.

Les pensées sont sombres, pouvant même aller jusqu'à des idées de suicide.

Une anxiété, un sentiment d'insécurité permanent sont fréquents ; sur ce fond anxieux, peuvent survenir de véritables « crises » d'angoisse incontrôlables. La crise se traduit par une extrême inquiétude, une peur irraisonnée et s'accompagne de signes fonctionnels très désagréables : palpitations, sueurs, boule dans la gorge.

La tendance dépressive peut être permanente mais est volontiers cyclique à la cinquantaine. Des périodes de tristesse, de prostration, alternent avec des périodes de mieux-être, voire d'excitation, d'énervement. Nous reverrons plus loin que les modifications hormonales peuvent expliquer ces variations, apparemment déroutantes, de l'humeur.

Le sentiment de lassitude, d'incapacité à répondre aux exigences de la vie familiale et professionnelle peut amener à prendre des décisions ayant une importance sociale grave, décisions qui seront amèrement regrettées. Témoin, la propriétaire d'un magasin important qui le vendit dans une phase dépressive. Aujourd'hui, elle est traitée, a retrouvé son « tonus » mais ne possède plus son « outil de travail ».

La glissade vers la dépression s'auto-entretient. La personne dépressive a tendance à abandonner ses activités et s'isole, fait le vide autour d'elle. Le recours à un neuropsychiatre est parfois trop rapide. Les ordonnances de tranquillisants, d'antidépresseurs s'allongent.

▶ Hormones et dépression

Dans certains cas, l'étude de l'environnement, du contexte, peut expliquer, ou tenter d'expliquer le syndrome dépressif. Mais ailleurs, la dépression survient, inexplicable, prenant en défaut tous les raisonnements, défiant toute logique, frappant, abattant parfois des femmes autrefois gaies, heureuses de vivre et que rien ne semblait disposer à ce genre d'accident redoutable.

A ces dépressions, apparemment « mystérieuses » on a de plus en plus tendance à fournir une « explication » hormonale. L'hypothèse de dépressions hormonales n'est pas subjective, elle est étayée par de nombreuses études scientifiques.

Vous savez qu'au cours d'un cycle menstruel normal, pendant lequel les taux hormonaux fluctuent, l'humeur, le moral d'une femme varient. Ainsi, le signe le plus fréquemment ressenti dans les jours qui précèdent les règles, est le changement de caractère : irritabilité, agressivité ou au contraire, état dépressif, idées noires, ou encore association des deux.

Une psychiatre américaine, Miss Dalton, fit une étude sur les hospitalisations pour dépressions nerveuses et tentatives de suicide aux États-Unis. Elle se pencha tout particulièrement sur la relation chronologique entre la tentative de suicide et la période du cycle. Elle constata alors que la fréquence des tentatives variait considérablement avec le moment du cycle : dans les premiers jours du cycle, quand les taux hormonaux sont les plus faibles, la fréquence des suicides était de deux ou trois fois plus importante que pendant les autres jours.

Une autre équipe étudia les relations entre la qualité de l'ovulation appréciée par dosages hormonaux et l'anxiété prémenstruelle. Une différence significative apparut entre les différents groupes. Les femmes ayant une ovulation déficiente étaient plus anxieuses que les femmes chez lesquelles l'ovulation était de bonne qualité.

Vous avez pu constater une fatigue, parfois extrême, au moment des règles, fatigue démesurée compte tenu de la perte de sang qui est le plus souvent minime. On peut expliquer cette fatigue par la chute des taux hormonaux (au moment des règles, on enregistre en effet les chiffres les plus faibles de tout le cycle). Dynamisme et tonus réapparaissent avec la réaugmentation des sécrétions ovariennes.

Ces différentes études établissent des relations objectives entre les hormones ovariennes et l'humeur, le caractère, relations que vous avez déjà certainement ressenties en vous-même. A la ménopause, l'anarchie hypothalamo-hypophysaire entraîne des perturbations hormonales beaucoup plus importantes que celles que l'on peut observer au cours d'un cycle menstruel normal. Il est donc tout à fait logique de penser que ces variations hormonales très importantes puissent perturber considérablement l'état psychique.

A la préménopause, le déséquilibre hormonal avec hyperœstrogénie (excès de folliculine) va réaliser une sorte de syndrome prémenstruel permanent avec irritabilité, agressivité, entraînant des conflits avec l'entourage.

En préménopause, vous êtes en effet dans la même situation hormonale que vous avez connue, chaque cycle, dans les quelques jours qui précèdent les règles. La différence est que cet état devient permanent.

Quand les taux d'œstrogènes chutent à leur tour, s'installent une fatigue importante, une tristesse, voire une dépression.

La variabilité des chiffres hormonaux peut entraîner une fluctuation parallèle de l'humeur : alternance, qui était à première vue, incompréhensible, de périodes d'énervement et de tristesse.

▶ Les effets des traitements hormonaux sur la dépression et sur l'humeur

Une étude réalisée en 1979, a montré qu'un traitement hormonal substitutif, rétablissant des chiffres hormonaux normaux, améliorait voire supprimait certains syndromes dépressifs à la ménopause. Les résultats peuvent être rapides et spectaculaires dans les dépressions inexpliquées qui résistent souvent aux traitements « classiques ».

Quand le syndrome dépressif est réactionnel à un traumatisme psychique (divorce par exemple), les résultats sont inconstants. De toute façon, le traitement hormonal redonne à la femme son équilibre psychologique et la plénitude de ses capacités physiques, qui lui permettront au mieux d'affronter et de surmonter les événements extérieurs. En effet, des modifications hormonales isolées peuvent ne pas suffire à entraîner une dépression, de même qu'une agression psychique isolée. Par contre, l'association des deux peut rompre l'équilibre.

En préménopause, la prise de progestérone permet de « normaliser » l'humeur. La progestérone possède une action sédative, relaxante et un effet bénéfique sur les crises d'angoisse et l'anxiété.

Après la ménopause, l'instauration d'un traitement hormonal complet redonnera le plus souvent le « goût » de vivre et d'entreprendre à celles qui l'avaient perdu.

Le rôle de l'environnement ne doit jamais être négligé. L'isolement, l'inaction, l'ennui, sont de redoutables ennemis. Une activité, quelle qu'elle soit, aura toujours un effet bénéfique.

9

Les complications de la ménopause

Ce chapitre vous semblera sombre et sévère. Cette « rigueur » est délibérée.

La carence ovarienne peut engendrer, à plus ou moins long terme, un certain nombre de complications, qu'il eût été anormal de dissimuler ou de minimiser.

Fort heureusement, toutes ces complications ne frappent pas toutes les femmes. D'autre part, elles ne sont pas inéluctables car elles peuvent être combattues par les thérapeutiques hormonales.

L'atrophie

La carence œstrogénique peut provoquer de multiples troubles trophiques.

Les troubles trophiques touchant les organes génitaux : essentiellement la vulve et le vagin. La région vulvaire devient le siège d'un prurit. Elle est plus sensible, plus fragile. Des lésions cutanées (lichen, kraurosis) peuvent se développer. La sécrétion vaginale disparaît. Le vagin devient sec et son orifice d'entrée se rétrécit. La muqueuse vaginale est plus fragile. Les rapports deviennent douloureux, voire impossibles.

Les troubles trophiques en dehors des organes génitaux

Troubles trophiques des voies urinaires : sources de cystite, urétrite, incontinance urinaire d'effort.

Troubles cutanés : la peau devient plus mince, plus sèche, perd son élasticité. Les ongles deviennent plus durs, cassants.

Troubles trophiques des systèmes musculaire et ligamentaire : provoquent affaiblissement et relâchement.

Les hémorragies

Elles ne sont pas rares et ne doivent jamais être négligées. Devant une perte de sang après la ménopause confirmée, on s'acharnera à en retrouver la cause. Il faudra donc, sans faute, consulter un médecin et ne pas attendre que le saignement se renouvelle. Les causes les plus fréquentes sont heureusement bénignes :

— Traitement hormonal mal adapté à votre cas ou mal suivi.
— Col de l'utérus inflammatoire.
— Vagin atrophique.
— Polype de l'utérus.

Les causes malignes sont représentées par le cancer de l'endomètre dont les petites pertes de sang, spontanées, indolores, sont le plus fréquent des signes d'appel. L'insuffisance lutéale et l'obésité constituent des facteurs de risques du cancer de l'endomètre. D'autres moyens diagnostiques sont mis en œuvre : hystérographie, frottis de dépistage endo-utérin, biopsie, curetage biopsique.

Comme pour les cancers du sein ou du col utérin, le pronostic des cancers de l'endomètre dépend essentiellement de la précocité du diagnostic. Pris au départ, on peut en obtenir la guérison dans la grande majorité des cas.

L'ostéoporose, la décalcification

L'ostéoporose se définit par la déminéralisation des os. Elle se traduit par des douleurs osseuses et articulaires, sources de véritables « handicaps » fonctionnels. Les radiographies montrent une transparence osseuse exagérée. L'os devient moins résistant aux pressions et aux chocs, la fréquence des fractures s'accroît.

L'ostéoporose ne frappe pas toutes les femmes et celles qui seront touchées le seront à différents degrés et selon des localisation diverses. Nous avons tous à l'âge adulte une certaine masse osseuse. Après l'âge de trente ans, cette masse diminue. Alors que la diminution est progressive et lente chez l'homme, chez la femme la perte osseuse s'accélère après la ménopause. Elle ne fera connaître ses effets que beaucoup plus tard vers l'âge de soixante ans, quand la diminution sera très importante.

Les mécanismes de survenue de l'ostéoporose sont complexes et pas totalement élucidés. Un certain nombre d'arguments prouvent le rôle de la carence œstrogénique dans l'ostéoporose post-ménopausique :

— La prédominance considérable de l'ostéoporose de la soixantaine dans le sexe féminin par rapport au sexe masculin.

— L'action des œstrogènes qui arrêtent la résorption osseuse.

— La constatation, chez les femmes ayant subi une ménopause chirurgicale, d'une « fuite » osseuse augmentée et la correction de cette anomalie par l'administration d'œstrogènes.

Les traitements hormonaux de la ménopause peuvent enrayer la perte osseuse quand ils sont prescrits dès la ménopause et suffisamment longtemps.

Une hormone, sécrétée par la thyroïde, la calcitonine permet de fixer le calcium sur l'os. Son administration donne des résultats prometteurs dans le traitement de l'ostéoporose, en particulier sur les douleurs.

Un exercice physique régulier, ou mieux la pratique d'un sport, sont d'excellents moyens de lutter contre la décalcification. En effet, la sédentarité, l'immobilisme favorisent la déminéralisation des os (on sait que les malades restant alités longtemps, développent une ostéoporose rapidement).

Les accidents cardio-vasculaires

Avant la cinquantaine, les femmes semblent « protégées » vis-à-vis des maladies cardio-vasculaires, par rapport à la population masculine. Après la ménopause, cette différence tend à s'estomper et l'incidence des accidents chez la femme rejoint celle de l'homme. Le risque cardio-vasculaire est extrêmement difficile à apprécier. On sait qu'il est en relation avec la « formule lipidique » (les graisses du sang).

Il existe différents lipides : acides gras libres, cholestérol, triglycérides, le taux des triglycérides est très important : il ne doit pas dépasser 1,10 g/litre chez une femme de cinquante ans.

Dans l'avenir, on ne se contentera plus des bilans lipidiques habituels et on aura recours à l'*ultracentrifugation*.

Dans le sang, les différentes graisses sont portées par ce que l'on appelle les lipoprotéines. L'ultracentrifugation permet de séparer ces lipoprotéines en quatre groupes, suivant leur densité : les H.D.L. : lipoprotéines de haute densité ; les L.D.L. : lipoprotéines de faible densité ; les V.L.D.L. : lipoprotéines de très faible densité ; les chylomicrons.

Le cholestérol se divise en deux fractions : une fraction H.D.L. et une fraction L.D.L. Le cholestérol H.D.L. est le meilleur agent pronostic des maladies cardio-vasculaires avec lesquelles il est corrélé négativement. En d'autres termes, posséder des taux de cholestérol H.D.L. élevé est un facteur de protection contre le risque cardio-vasculaire. Le cholestérol H.D.L. est le « bon » cholestérol qui protège le cœur.

Le tabac, l'obésité diminuent les H.D.L. La pratique d'un sport, la prise d'œstrogènes augmentent les H.D.L.

Utilisés à des doses physiologiques, comme dans les traitements de la ménopause, les œstrogènes, peuvent normaliser une formule lipidique.

Cependant, dans l'état actuel des connaissances, il semble encore raisonnable d'éviter les traitements œstrogéniques, surtout synthétiques, chez les femmes porteuses d'anomalies lipidiques graves.

10

Les traitements de la ménopause

Le traitement hormonal substitutif : traitement privilégié de la ménopause

Par définition, l'arrêt de production des hormones féminines par les ovaires « signe » la ménopause. Le principe du traitement hormonal est de compenser cette chute de production et donc de restaurer une imprégnation hormonale de tout l'organisme, *à un niveau conforme à la physiologie.* Il se propose donc de « prendre le mal à sa source ».

Historique

Le premier à avoir prôné les traitements hormonaux de la ménopause fut Robert Wilson, de Brooklin, aux États-Unis. Wilson disait :

« Quand la glande thyroïde fonctionne moins bien, cela donne un myxœdème et on traite par les hormones thyroïdiennes. »

« Quand les glandes surrénales fonctionnent moins bien, cela entraîne une maladie d'Addison et on traite par les hormones surrénaliennes. »

« Quand le pancréas fonctionne moins bien, cela entraîne un diabète et on traite par l'insuline. »

« Les ovaires sont les seules glandes endocrines dont on ne compense pas la diminution ou la perte d'activité. Il faut traiter l'insuffisance ovarienne par les hormones ovariennes. »

Wilson proposait un traitement hormonal pour toutes les femmes. Il écrivit un livre, *Feminine for ever* (Féminine pour toujours), qui défraya la chronique.

Les traitements hormonaux de Robert Wilson connurent rapidement un vif succès. Des femmes accoururent de tous les États-Unis pour le consulter. Ses premières clientes furent, dit-on, de célèbres « stars » d'Hollywood, bien décidées, plus que quiconque, à rester éternellement féminines comme le leur promettait Wilson. Depuis maintenant plus de vingt ans, les adeptes des traitements hormonaux n'ont cessé de se multiplier, en particulier dans les pays anglo-saxons. Les pays latins ont un retard considérable dans ce domaine. Heureusement, la situation y évolue rapidement sous la pression des femmes, de plus en plus dynamiques et mieux informées.

Quelles sont les différentes hormones fabriquées par les ovaires ?

Il faut bien distinguer la progestérone dont la diminution ou la carence définit la préménopause et les œstrogènes (la folliculine) dont la carence définit la ménopause vraie.

Dans un premier temps (cf. chapitre « Préménopause »), il importe de compenser la perte de la progestérone. Ultérieurement, on envisagera, le moment venu, de compenser la disparition des œstrogènes.

Quels sont les différents œstrogènes utilisés dans le traitement de la ménopause ?

Il en existe plusieurs dizaines, mais seuls une dizaine sont couramment employés. Leurs formes d'administration sont très diverses : comprimés, gouttes, crèmes, injections, implants. L'efficacité de chaque produit est variable d'une femme à l'autre et d'un symptôme à un autre. Il en va de même pour la tolérance. On peut diviser très schématiquement les œstrogènes en deux groupes : les œstrogènes naturels et les œstrogènes de synthèse fabriqués de toutes pièces.

En général, les œstrogènes naturels sont mieux tolérés par l'organisme que les œstrogènes de synthèse. Cette règle n'est pas absolue et souffre de nombreuses exceptions.

Quand faut-il commencer un traitement par les œstrogènes ?

Il ne faut commencer un traitement par les œstrogènes que quand il devient nécessaire, c'est-à-dire quand la production d'œstrogènes devient faible ou nulle. Comme cela a été exposé au chapitre « Ménopause », la carence hormonale peut être confirmée de différentes façons.

> *Ne pas confondre arrêt des règles et arrêt du fonctionnement des ovaires.*

En effet, plusieurs mois, voire une ou deux années après l'arrêt des règles, il peut persister une sécrétion, souvent importante, d'œstrogènes. Cette sécrétion réalise un déséquilibre hormonal avec des inconvénients majeurs : prise de poids rapide, gonflement... Une femme peut alors ressentir comme des cycles, avec des périodes de tension des seins, des ballonnements et des périodes de mieux-être, mais sans règles.

Dans ces cas extrêmement fréquents, il ne faut pas prendre des œstrogènes. En effet, une thérapeutique œstrogénique irait à l'encontre de l'effet escompté puisqu'elle contribuerait à aggraver le déséquilibre. Il faut confirmer la sécrétion persistante des œstrogènes par un dosage dans le sang et rétablir l'équilibre hormonal en prenant de la progestérone. L'équilibre retrouvé verra la cessation des troubles (en particulier des bouffées de chaleur) et le rétablissement des cycles pendant plusieurs mois.

Quand les règles n'apparaîtront plus ou que les troubles réapparaîtront, malgré la prise de progestérone, cela signera le déficit en œstrogènes et l'heure du traitement hormonal substitutif complet aura sonné.

Comment surveille-t-on un traitement hormonal ?

Un traitement hormonal va agir à tous les niveaux de l'organisme. Il doit toujours être envisagé avec sérieux. Les relatives « astreintes » de la surveillance des traitements hormonaux sont la rançon des inestimables bénéfices qu'ils peuvent vous procurer.

Un bilan de départ est toujours pratiqué. Plusieurs consultations peuvent être nécessaires pour trouver le bon produit à la bonne dose, c'est-à-dire le protocole adapté à *votre* problème.

Un bilan de départ comprend :

- Un examen général et gynécologique avec examen des seins.
- Des frottis de dépistage avec analyse hormonale.
- Un dosage hormonal peut être demandé.
- Un bilan biologique : dosage des sucres et des graisses du sang (glycémie, lipides totaux, cholestérol, triglycérides).

L'analyse des graisses du sang est très importante car la prise de certains œstrogènes peut, chez certaines femmes, perturber ces graisses du sang. Le chiffre le plus important à considérer semble les triglycérides. Les triglycérides sont des graisses du sang, fabriquées à partir des sucres. Dans l'avenir, les analyses actuelles des lipides laisseront la place à l'ultracentrifugation des graisses qui permet de les analyser plus « finement ». Après quelques mois de traitement, un nouveau bilan est pratiqué pour vérifier que les chiffres de sucre et des graisses n'ont pas varié. Donc, la totalité du bilan de départ ou de contrôle peut se réaliser lors de la consultation gynécologique et en une seule prise de sang.

Une fois le traitement mis en route, un examen clinique, deux fois par année est indispensable.

Y a-t-il des contre-indications aux traitements hormonaux ?

Les contre-indications, absolues ou relatives, varient avec le type d'hormone utilisé. Certaines hormones naturelles proches de l'œstriol peuvent être utilisées dans la quasi-totalité des cas. Ailleurs, l'hypertension artérielle, les accidents cardiovasculaires, le diabète, les anomalies des lipides, l'obésité importante, constituent des contre-indications qui sont pesées en fonction de leur gravité et de chaque contexte.

L'administration d'œstrogènes, chez les femmes ayant été victimes d'un cancer du sein, pose un problème difficile et douloureux. De toute façon, quand un traitement est envisagé, une période d'au moins trois années doit être respectée après la cure du cancer.

Quelles femmes vont suivre un traitement hormonal ?

Il n'est pas question de refuser, ou au contraire, d'imposer le traitement hormonal de façon systématique. Les femmes qui présentent des troubles, celles qui le désirent, peuvent bénéficier d'un traitement hormonal, si elles ne présentent pas de contre-indications.

« Éclairée » par votre médecin, la décision doit vous revenir.

> *En effet, pour suivre longtemps et correctement un traitement hormonal, il faut une adhésion, une motivation de votre part. Pour cela, il faut que vous soyez informée.*

Combien de temps va durer un traitement hormonal ?

Sa durée sera très variable et dépend essentiellement de vous et de votre organisme.

Certaines s'arrêtent après une, deux ou trois années, quand la période difficile, critique, a été surmontée.

D'autres désirent le poursuivre plus longtemps, parfois jusqu'à la fin de leur vie. Pourquoi pas ? C'est chose courante aux États-Unis. Ainsi, il n'est pas rare d'y rencontrer des femmes traitées depuis plus de vingt ans par les œstrogènes ; leur éclat et leur prestance trahissent souvent le secret de leur thérapeutique.

Selon quels protocoles sont prescrits les traitements hormonaux ?

Il y a de très nombreux produits disponibles. Le choix du produit, des doses, des modalités d'administration, reviendra à votre médecin, en fonction de vos désirs, de vos troubles et de votre bilan.

Il faut parfois changer de famille d'hormones et de posologie avant de trouver la solution de *votre* problème.

Certaines grandes lignes de conduite sont cependant respectées de la plupart des médecins partisans des traitements hormonaux de la ménopause. Les traitements par injections mensuelles ou par implants, difficiles à contrôler, ont tendance à être délaissés au profit d'une administration quotidienne qui assure à l'organisme une imprégnation hormonale constante.

Vos problèmes, votre personnalité et votre environnement, font de vous un cas unique, qui ne sera jamais exactement superposable à celui d'une autre femme. Il n'existe donc pas de « traitement standard », « passe-partout » de la ménopause. Votre médecin cherchera et trouvera, avec vous, le bon produit à la bonne dose, sans mésestimer votre environnement et votre sensibilité.

Pendant longtemps, les œstrogènes ont été administrés seuls (par exemple 1 comprimé par jour, 20 jours par mois).

Actuellement, on emploie un traitement équilibré qui associe œstrogène et progestérone et se rapproche donc de la physiologie.

Cette association peut être utilisée de deux façons différentes :

- Soit en continu : œstrogène + progestérone toujours en même temps.
- Soit en séquence « limitant » un cycle ovarien normal et assurant ainsi chaque mois, une chute de l'endomètre donc des « règles ». Ces règles sont, bien sûr, artificielles et n'annoncent pas un retour de la fécondité, qui serait bien mal venu.

Deux exemples de protocoles de traitements hormonaux

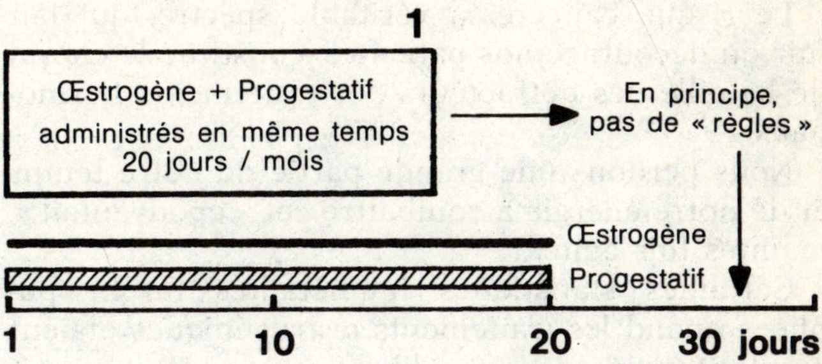

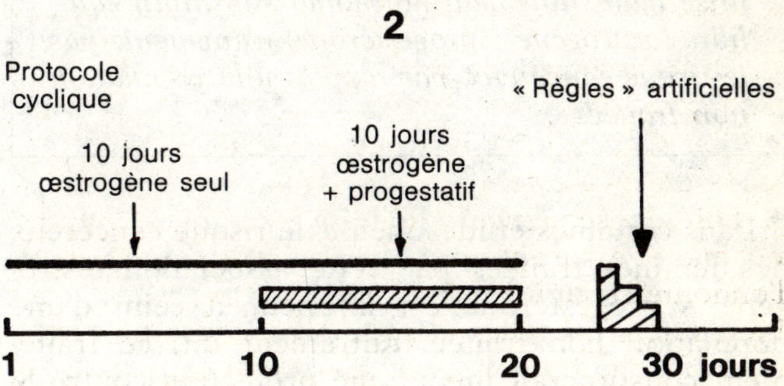

Les traitements hormonaux peuvent-ils donner un cancer ?

Le risque cancéreux, véritable spectre, qui fait fuir ou décourage nos patientes, constitue le cheval de bataille des détracteurs des traitements hormonaux.

Nous perdons une grande partie de notre temps et de notre énergie à combattre cet « épouvantail », maintes fois agité.

Certaines statistiques inquiétantes furent publiées quand les traitements œstrogéniques étaient employés seuls, sans équilibration avec la progestérone.

Les statistiques récentes démontrent que la prise d'un traitement hormonal substitutif équilibré (œstrogène + progestérone) n'augmente pas le risque cancéreux, par rapport à la population non traitée.

Dans certaines études même, le risque cancéreux des femmes traitées par cette association œstrogène + progestérone est inférieur à celui d'une population non traitée. Autrement dit, ce traitement constituerait même une protection contre le risque de cancer du sein et de l'utérus. D'autre part, la surveillance régulière des femmes traitées permet de dépister les lésions éventuelles à un stade précoce et curable.

Le traitement hormonal est-il efficace sur les troubles du « retour d'âge », de la période critique ?

Oui, tous les médecins reconnaissent l'efficacité des traitements hormonaux. Leurs détracteurs refusent de les prescrire car ils estiment que leur inocuité reste à prouver, mais ils ne nient pas leur efficacité, inégalée par les autres formules thérapeutiques.

A la période critique, le traitement hormonal restaure un bien-être physique et psychologique, comme cela a été développé dans le chapitre « Ménopause ».

Le traitement hormonal permet-il de lutter contre la décalcification, l'ostéoporose ?

Les œstrogènes utilisés à doses suffisantes luttent contre la fuite du calcium dans les urines (cf.

chapitre « Les Complications de la ménopause »). Pour obtenir une protection contre la décalcification, on admet qu'il faut suivre un traitement œstrogénique, dès la ménopause, à doses suffisantes et pendant longtemps (au moins dix ans).

A côté des œstrogènes, d'autres thérapeutiques et l'exercice physique permettent de lutter contre l'ostéoporose.

Pourquoi les médecins ne sont-ils pas tous d'accord sur les indications des traitements hormonaux ? Quel médecin consulter ?

Les sujets de discorde entre les médecins sont extrêmement nombreux. La ménopause n'en est qu'un exemple. En effet, la médecine n'est pas une science exacte, comme les mathématiques, c'est une « science biologique » qui vit et évolue. Par prudence, certains médecins refusent de prescrire des traitements hormonaux parce qu'ils n'ont pas appris à les manier, ou qu'ils les jugent trop récents (ils sont utilisés pourtant aux États-Unis depuis 1956).

On peut comparer l'attitude du corps médical face à la ménopause, à celle qu'il a adoptée face à la pilule contraceptive (qui n'est pas autre chose qu'un traitement hormonal utilisé par des dizaines de millions de femmes depuis plus de vingt ans).

Il a fallu des années à la « pilule » pour vaincre la résistance et les réticences. Il en va ainsi des traitements hormonaux de la ménopause.

Quels médecins faut-il consulter ? Il n'y a pas de « portrait robot » du médecin à consulter.

Certaines préfèrent une femme, plus apte, pensent-elles, à les comprendre. Je pense qu'il s'agit là d'un faux problème.

> *Le « bon » médecin est celui auprès duquel vous bénéficierez de l'écoute, de l'information et de la thérapeutique auxquelles vous avez droit. C'est le médecin qui prendra le temps d'étudier vos problèmes. Homme ou femme, il y a sûrement un de ces médecins près de chez vous.*

Les traitements non hormonaux de la ménopause

Leur principe est fondamentalement différent de celui du traitement hormonal substitutif. En effet, le traitement hormonal se propose de compenser « à la source » le déficit des ovaires. Il traite ainsi la cause de la ménopause.

Les traitements non hormonaux ne sont que des traitements symptomatiques, c'est-à-dire qui ne traitent que les signes, les effets (ou plutôt les méfaits) de la carence ovarienne. Ce n'est plus un traitement à « la source », mais en « aval ».

De très nombreuses thérapeutiques sont employées pour lutter contre les troubles de la période critique. Leur efficacité est extrêmement variable d'une femme à l'autre et elle est imprévisible. Les sédatifs nerveux, les tranquillisants, les somnifères rendent de grands services à la cinquantaine, mais présentent un risque : « l'escalade » dans la puissance des produits et des doses absorbées.

Les régulateurs hypothalamo-hypophysaires luttent contre l'anarchie, le dérèglement des systèmes de contrôle hypothalamo-hypophysaire. Ils peuvent avoir une action remarquable sur les bouffées de chaleur. Ils n'ont pas de contre-indications.

Dans tous les cas, une hygiène de vie régulière, un minimum d'activité physique, une occupation, quelle qu'elle soit, sont des éléments essentiels de succès des traitements de la ménopause.

Les médecines dites « parallèles » (acupuncture, homéopathie...) peuvent avoir de bons résultats et constituent parfois un intéressant recours quand les autres thérapeutiques sont contre-indiquées ou peu efficaces.

11

Des exercices physiques simples pour rester en bonne santé

A côté des principes alimentaires simples exposés au chapitre « Comment garder la ligne », un minimum d'exercice physique est indispensable après quarante ans.

Certains exercices, simples à réaliser chez vous, peuvent avoir un rôle bénéfique sur les troubles apparaissant à la cinquantaine et notre propos sera de vous les décrire.

Nous envisagerons successivement :

1. Les exercices destinés à améliorer la respiration.

2. Les exercices destinés à améliorer la statique vertébrale.

3. Les exercices destinés à améliorer le transit intestinal.

4. Les exercices destinés à améliorer les troubles circulatoires.

5. Les exercices destinés à améliorer les troubles urinaires (en particulier les pertes d'urines à l'effort).

Il est évident que chaque femme ne présente pas l'ensemble de ces troubles. Il faudra réaliser en priorité les exercices destinés à améliorer les troubles gênants qui peuvent entraver votre vie quotidienne privée ou sociale.

1. Exercices destinés à améliorer la respiration

La majorité d'entre nous respire mal. Nous respirons uniquement par la poitrine (mode costal supérieur). Ce type de respiration est incomplet. Il est essentiel de prendre conscience de la respiration princeps : la respiration diaphragmatique.

Lors de la phase inspiratoire, le muscle diaphragme, principal muscle de l'inspiration, s'abaisse permettant à l'air de pénétrer dans la cavité abdomino-thoracique. Il faut donc gonfler le ventre et non le rentrer pendant l'inspiration qui doit se faire par le nez.

Lors de la phase d'expiration, les muscles abdominaux en se contractant permettent d'évacuer l'air. Cette phase s'effectue en rentrant le ventre par contraction des muscles abdominaux. L'expiration se fait par la bouche.

▶ Exercices respiratoires

• Se coucher sur le dos, les deux genoux fléchis, les pieds reposant à plat sur le sol. Poser une main sur la poitrine, l'autre sur le ventre. Pendant l'inspiration, seule la main abdominale doit s'élever. La main sur la poitrine permet de contrôler l'immobilité.

Après avoir conservé l'air quelques secondes : expirer lentement et profondément en soufflant par la bouche comme pour éteindre une bougie.

• Une fois l'exercice précédent correctement réalisé et automatisé, on peut passer à l'étape suivante.

La position des mains reste identique. Il faut inspirer en sollicitant l'ensemble de la cage thoracique et de la paroi abdominale.

Inspirer par le nez lentement en gonflant dans un premier temps l'abdomen, puis tout en continuant à inspirer, gonfler, à présent, la poitrine. Conserver l'air quelques secondes. Puis expirer en soufflant l'air d'abord par la poitrine, puis par l'abdomen.

Après avoir « maîtrisé » cette respiration, en position allongée, il faudra la réaliser assise le dos contre un mur, enfin en position debout.

2. Exercices destinés à améliorer la statique vertébrale

Tout d'abord quelques conseils simples :

• Réduire une éventuelle surcharge pondérale et le faire progressivement.

• Pour soulever une charge : toujours plier les membres inférieurs sans se pencher en avant. Pour se relever : se servir de la force de ses jambes. La musculature des membres inférieurs compensera la faiblesse du rachis et des disques intervertébraux.

• Répartir les charges à porter. Faire ses courses avec une poussette plutôt qu'un lourd sac à provisions.

• Dormir sur un matelas ferme sans oreiller ou avec un petit oreiller et toujours sur le dos avec la colonne vertébrale alignée dans son ensemble ou en « chien de fusil », les deux genoux repliés sur la poitrine.

• S'asseoir avec les deux genoux pliés situés au-dessus du niveau des hanches pour diminuer la courbure lombaire. Garder la « tête haute » dans l'alignement de la colonne vertébrale.

Beaucoup d'ennuis vertébraux sont dus à l'hyper-lordose lombaire (chute des reins très accentuée). Cette exagération de la courbure lombaire associée à un relâchement de la sangle abdominale contribue à écraser les disques invertébraux lombaires et retentit sur l'ensemble de la statique vertébrale.

L'exercice de choix, principe fondamental de toute rééducation du rachis dorso-lombaire, est *la bascule du bassin,* qui permet de réduire la courbure lombaire.

► Exercices

Se coucher sur le dos, les deux genoux fléchis, les pieds posés à plat sur le sol. Essayer d'appliquer la région lombaire (les « reins ») sur le sol pour faire disparaître le creux lombaire uniquement en basculant le bassin, sans appuyer sur les talons.

A la fin de ce mouvement de bascule du bassin, il faut serrer fortement ses muscles abdominaux en expirant. Vous pouvez progresser en réalisant la bascule du bassin en augmentant l'angle de flexion des genoux. C'est-à-dire en les descendant progressivement vers le sol.

Ensuite, l'exercice pourra être réalisé debout, le dos contre un mur, le plus droit possible.

3. Exercices destinés à améliorer le transit abdominal

Ces exercices mettent en jeu les muscles abdominaux.

Ces muscles sont essentiels au maintien de la colonne vertébrale lombaire et de la statique du bassin. Ils réalisent un verrouillage musculaire abdominal antérieur. Ils accélèrent le transit intestinal et jouent un rôle primordial dans la défécation. Leur exercice améliore les problèmes de constipation. En réalisant ces mouvements abdominaux, il faut toujours respecter deux conditions :

• La bascule du bassin préalable et le maintien de la région au sol pendant toute la durée des exercices.

• L'expiration pendant la contraction, la mise en tension des abdominaux. Ces deux conditions respectées, vous pouvez réaliser, allongée, des exercices très variés qui vous laissent une grande liberté de choix :

— Ciseaux horizontaux.
— Ciseaux verticaux.
— Les battements.
— Les cercles jambes tendues écartées.
— Les cercles jambes tendues jointes.
— Décrire avec les jambes des lettres de l'alphabet ou les chiffres de 0 à 10.

4. Exercices destinés à améliorer les troubles circulatoires

▶ Quelques conseils

• Porter des chaussures confortables au niveau des orteils.

• Dans les cas sévères, surélever les pieds du lit de 10 cm.

Exercices à pratiquer tous les matins au réveil avant le lever :

• Élever le membre inférieur à 90°, crisper ses orteils une dizaine de fois puis le reposer au sol pendant trente secondes. Relever le membre inférieur et pratiquer des flexions extensions des chevilles puis reposer le pied au sol trente secondes. Reprendre la position à 90°, et pratiquer des mouvements de rotation des chevilles.

Après ces trois exercices, changer de côté.

5. Exercices destinés à améliorer les problèmes urinaires

Après la ménopause, un très grand nombre de femmes (environ 35 p. 100 de la population féminine) présentent une incontinence urinaire à l'effort.

Cette anomalie méconnue, souvent négligée par les médecins et inavouée par les femmes, est donc extrêmement fréquente et peut entraver considérablement la vie quotidienne.

Cette incontinence se caractérise par la perte involontaire de quelques gouttes d'urine ou d'un véritable jet urinaire lors des efforts qui augmentent brusquement la pression intra-abdominale : la toux, le rire, l'éternuement, le saut, certains sports...

Cette perte d'urines n'est pas précédée d'une sensation de besoin, elle est contemporaine de l'effort déclenchant et s'arrête avec lui.

Au début, il faut un effort important pour entraîner une fuite urinaire. A un stade ultérieur, la fuite apparaît pour des efforts de plus en plus minimes (course, simple changement de position).

L'ensemble des organes pelviens (vessie, utérus, rectum) est soutenu par le plancher pelvien. Les muscles du périnée et en premier lieu les releveurs de l'anus jouent un rôle essentiel dans la statique pelvienne féminine.

Les accouchements, en particulier de gros enfants, avec expulsion laborieuse, forceps, ont pu endommager les muscles. D'autre part, passé la ménopause, ces muscles sont moins trophiques, toniques, moins aptes à remplir leur fonction de soutien des organes pelviens et en particulier de la vessie.

Les exercices consistent à resserrer fortement les muscles « intra-vaginaux », dans le but de « remonter » le périnée, le plus difficile est de prendre conscience de cet ensemble musculaire interne, non perceptible directement. On s'aidera avec profit de la contraction du sphincter anal (effort de retenue d'aller à la selle) conjointement à la contraction vaginale.

Les exercices doivent être réalisés aussi souvent que possible dans la journée, d'abord en position couchée, jambes repliées et écartées. Quand la prise de conscience d'élévation des muscles est acquise, on pourra les pratiquer debout, penchée en avant, l'inclinaison du buste partant des hanches, en appuyant les mains sur un support (mur, table...).

L'exercice le plus simple et qui est, d'autre part, très efficace consiste à interrompre son jet urinaire lors d'une miction.

Dans un premier temps, interrompre le jet urinaire en fin de miction quand le jet est plus faible. Puis, arrêter par deux fois dans les derniers moments de la miction. Enfin, essayer d'interrompre la miction quand le jet est au plus fort, maintenir quelques secondes et reprendre, sans effort de poussée abdominale, par simple relâchement des muscles utilisés pour interrompre le jet.

Dans les formes anciennes et sévères, ces exercices peuvent ne pas suffire. Il faudra s'adresser à la stimulation électrique intravaginale. Cette électrothérapie est très développée dans les pays anglosaxons en particulier aux États-Unis. Elle vient de faire son apparition en France. Les nombreux résultats bénéfiques déjà enregistrés sont très prometteurs et cette thérapeutique anodine qui consiste, en plusieurs séances, à stimuler électriquement les muscles du vagin, est promise à une grande extension. On peut raisonnablement penser qu'elle va permettre d'éviter un important nombre d'interventions chirurgicales pour incontinence urinaire d'effort, interventions dont les résultats ne sont pas toujours à la hauteur des espoirs placés en elles.

Ce qu'il faut retenir

Tous ces exercices simples peuvent être réalisés à domicile quotidiennement, ou au moins deux ou trois fois par semaine. Il faudra les réaliser à un moment de concentration maximale et en donnant la priorité aux exercices destinés à améliorer vos troubles personnels.

Dans les cas sévères, le recours à un médecin ou à un kinésithérapeute spécialisé est indispensable. De toute façon, les exercices réalisés au cabinet du praticien seront toujours complétés avec profit par des mouvements effectués à domicile. D'autre part, pour celles qui en ont le goût et les capacités, la pratique d'une activité sportive ne peut être que bénéfique.

Il conviendra de choisir un sport où l'activité physique peut être augmentée progressivement et de délaisser les sports violents réclamant un effort intense pendant un court laps de temps.

Ce chapitre a été réalisé avec l'aimable collaboration d'Alain Bourcier. Son dynamisme et son enthousiasme contagieux pour les nouvelles méthodes thérapeutiques des incontinences urinaires, méthodes qu'il maîtrise parfaitement, ont certainement contribué à leur développement.

12

Le couple et la sexualité après cinquante ans

Sujet particulièrement tabou, la sexualité après cinquante ans a été longtemps mal connue.

Depuis une vingtaine d'années, notre société a vécu une véritable « révolution sexuelle », orchestrée par les média. Les tabous se sont estompés, les langues se sont déliées ; des études furent réalisées, permettant de mieux connaître ce domaine.

La vitalité des rapports sexuels est très variable d'un couple à l'autre et peut être entretenue très longtemps après l'âge de la ménopause.

Des enquêtes réalisées dans les maisons de retraite ont permis de constater qu'il n'était pas rare de rencontrer des couples ayant encore une activité sexuelle au-delà de soixante-dix ans.

La « réussite » sexuelle dépend de multiples facteurs : l'équilibre psychologique, l'environnement jouent un rôle au moins aussi important que les aptitudes physiques. Cette réussite sexuelle est en permanence en équilibre, un équilibre plus ou moins stable, à la cinquantaine. D'un côté, des altérations physiques ou psychologiques peuvent « rompre » cet équilibre ; d'un autre côté, d'autres facteurs peuvent le renforcer après la ménopause.

Les problèmes féminins

Certains problèmes physiques peuvent devenir des obstacles aux relations sexuelles après cinquante ans. L'obstacle principal et le plus fréquent est local, « mécanique » : c'est la sécheresse vaginale.

Après la ménopause, la sécheresse touche toutes les muqueuses (bouche, yeux) et en particulier le vagin.

Cette sécheresse vaginale survient plus ou moins rapidement après la ménopause : parfois, de nombreuses années après, parfois malheureusement, elle s'installe en quelques mois. Le vagin perd sa souplesse et son élasticité. Il s'associe souvent une atrophie, c'est-à-dire un rétrécissement de l'orifice vaginal. Manque de lubrification et atrophie rendent les rapports difficiles et douloureux pour les deux partenaires. Au bout d'un certain temps d'évolution, sécheresse et atrophie interdisent tout rapport et c'est de cette triste façon, parfois fort tôt, avant cinquante-cinq ans, que s'achève la vie sexuelle de nombreux couples.

Ces problèmes locaux peuvent être traités et assez facilement résolus par un traitement hormonal général ou même simplement local à l'aide d'ovules gynécologiques spéciales.

La fatigue physique générale, la lassitude, la tendance dépressive, si fréquentes à la cinquantaine, peuvent rendre le corps moins disposé et moins sensible aux activités sexuelles ; une « frigidité » temporaire est fréquente.

Les traitements hormonaux, en restaurant un bien-être physique et psychologique, doivent remédier à cette situation et vous permettre d'avoir un esprit et un corps plus disponibles et ouverts à la sexualité.

Chez certaines, on constate une diminution, voire une perte du désir sexuel (la libido) après la ménopause. Cette modification de l'appétit sexuel est très complexe. La composante psychologique peut être importante car la sexualité est plus une chose de l'esprit et du cœur que de la chair. Le « mythe » de la ménopause, l'attitude plus ou moins hostile de la société, les modifications physiques et psychiques, peuvent dévaloriser une femme à ses propres yeux et lui donner le sentiment de perdre sa féminité, perturbant ainsi sa sexualité.

D'autre part, votre sexualité après la ménopause dépend étroitement de ce qu'a été votre vie sexuelle auparavant. Chez celles qui constatent une diminution nette et inexpliquée du désir sexuel, l'administration d'androgènes (hormone mâle) à petites doses, peut être d'une aide précieuse et dépasse, parfois très largement les effets escomptés, améliorant simultanément appétit et plaisir sexuels. L'administration d'hormones mâles à une femme ne doit pas vous choquer. Dans le corps de toute femme, circulent des hormones mâles, comme des hormones féminines dans le sang de tout homme. Les taux sont, bien sûr, très différents selon les sexes. Il est ainsi possible d'administrer une faible dose d'androgènes à une femme pendant un laps de temps court, sans risque de virilisation. D'ailleurs, pendant de très nombreuses années, les androgènes ont été largement utilisés dans le traitement de la ménopause.

Les problèmes physiques chez l'homme après cinquante ans

La capacité de féconder des hommes persiste pendant très longtemps. Il n'est pas rare de rencontrer des hommes ayant des enfants après soixante-dix ans. Chez l'homme jeune, l'érection est obtenue avec une rapidité « impressionnante ». La vasodilatation du pénis lui assure une rigidité importante. La tension érotique monte jusqu'à la phase d'éjaculation. Après, existe une période dite « réfractaire » jusqu'à la possibilité d'obtenir une seconde érection.

La chronologie des rapports sexuels après cinquante ans est modifiée. L'âge des « prouesses » et des « exploits » sexuels, qui ont toujours fait la fierté des hommes, est révolu. L'érection nécessite un certain temps de préparation, de prélude beaucoup plus important. La patience et la tendresse de sa partenaire vont jouer un rôle capital. Si l'érection n'est pas toujours de bonne qualité, elle permet le plus souvent des rapports au prix d'un peu de patience ou d'une position appropriée. Après l'éjaculation, qui peut se faire attendre, le retour du pénis à l'état de flaccidité est rapide et durable, interdisant en général un second rapport au cours de la même journée. Même s'ils n'en laissent rien paraître, les hommes sont particulièrement attentifs à leurs capacités sexuelles et un échec, une critique, une remarque désobligeante peuvent avoir des effets catastrophiques sur leur avenir sexuel.

Il importe ainsi de n'entreprendre un rapport sexuel que quand les conditions de succès sont réunies, quand le corps et l'esprit des deux partenaires sont reposés et disponibles. Ainsi, les périodes de vacances ont souvent des effets bénéfiques sur l'activité sexuelle des couples.

Les éléments en faveur d'une meilleure relation conjugale

A l'opposé de ce que nous venons de décrire, passé la cinquantaine, un certain nombre de facteurs apparaissent et vont jouer en faveur d'une meilleure relation conjugale psychologique, donc aussi physique, sexuelle.

L'histoire de Madame D. illustre cette notion.

Madame D. a cinquante-deux ans, elle a eu cinq enfants qui ont tous quitté le nid familial. Elle explique qu'elle ne désirait que trois enfants. Jusqu'à la ménopause, elle a toujours vécu dans la hantise d'une grossesse supplémentaire. Cette hantise a toujours perturbé ses relations sexuelles. Ayant élevé cinq enfants, elle leur a consacré toute son attention, toute son énergie, se préoccupant avant tout de leur bien-être et négligeant ses problèmes personnels.

Elle avait toujours considéré les rapports comme un devoir conjugal.

Elle explique aujourd'hui, que les enfants partis, le souci d'une grossesse écarté, elle vient de connaître pour la première fois un certain plaisir physique à l'occasion du premier voyage à deux, avec son mari, plus de trente années après leur mariage. L'histoire de Madame D. est exemplaire.

Passé la cinquantaine, une femme est débarrassée de ce souci, de cette « épée de Damoclès » suspendue au-dessus de sa tête, depuis trente années : la venue d'une grossesse non désirée. Celles qui ont connu l'épreuve de l'avortement provoqué à l'époque où il était illégal, et où la recherche d'une adresse engendrait honte et angoisse, sont particulièrement sensibilisées à ce problème.

Enfin, libérée de la hantise d'une grossesse, vous pouvez entreprendre un rapport sexuel sans anxiété.

Libérée de ce « frein psychologique », vous pouvez consacrer tout votre esprit à la relation sexuelle et à la recherche du plaisir physique.

Les enfants ont grandi et un à un sont allés vivre leur vie. Les départs sont souvent mal supportés par la mère, mais au-delà, une femme de cinquante ans se retrouve seule avec, peut-être pour la première fois, la possibilité de se consacrer à elle-même. La majorité des couples arrivant de nos jours à la cinquantaine se sont mariés jeunes et ont eu très tôt des enfants. Pour la première fois, le couple va se trouver seul et se renforcera à cette occasion dans la plupart des cas.

L'acte sexuel, proprement dit, avec pénétration ne représente qu'une petite facette de la sexualité. La sexualité, c'est aussi une certaine ambiance, la tendresse, les caresses. De nombreux « jeux » sexuels peuvent toujours être pratiqués et vous apporter des satisfactions, en dehors de l'acte proprement dit.

Ce qu'il faut retenir

Il est difficile de parler « sexualité » en général. La sexualité est une chose complexe qui ne connaît pas de lois absolues et varie avec la société, l'éducation et avec chaque couple.

> *Quelles que soient les idées reçues, la ménopause ne signifie pas perte de la féminité et la cinquantaine ne sonne pas, loin de là, l'heure de la « retraite sexuelle ».*

Une hygiène de vie régulière, l'équilibre psychologique du couple renforcé et un traitement vous permettant de conserver moral et dynamisme autoriseront une activité sexuelle, bien longtemps après l'âge de la ménopause.

13

Les cas particuliers

L'hystérectomie

Par définition, l'hystérectomie est l'ablation de l'utérus. Il en existe différents types, schématisés sur les dessins :

- HYSTÉRECTOMIE SUBTOTALE : enlevant le corps utérin mais laissant en place le col et les ovaires.

- HYSTÉRECTOMIE SUBTOTALE AVEC ANNEXECTOMIE BILATÉRALE : on ajoute à l'intervention précédente l'ablation des deux ovaires.

- HYSTÉRECTOMIE TOTALE : enlevant la totalité de l'utérus mais laissant les ovaires.

Schéma des organes génitaux

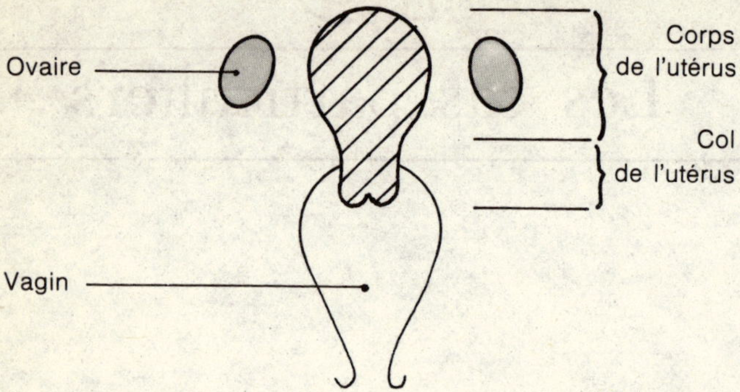

• HYSTÉRECTOMIE TOTALE AVEC ANNEXECTOMIE BILATÉRALE : ajoute à l'intervention précédente l'ablation des deux ovaires.

• HYSTÉRECTOMIE DITE « ÉLARGIE », réalisée uniquement en cas de cancers, elle enlève en plus de l'intervention précédente du tissu se trouvant de chaque côté de l'utérus.

> *Il faut absolument distinguer hystérectomie et annexectomie.*

Hystérectomie subtotale

Avant

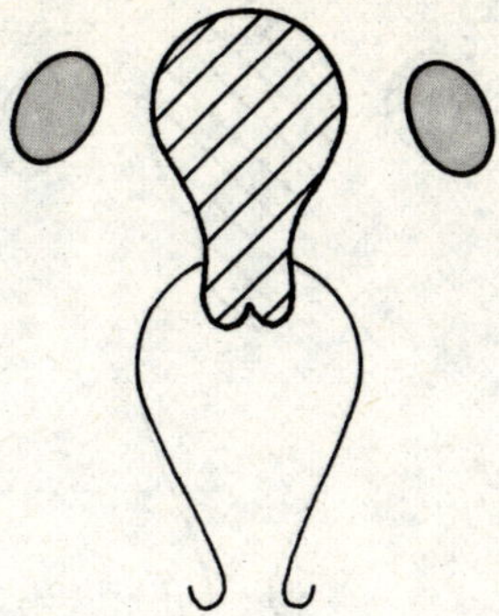

Après

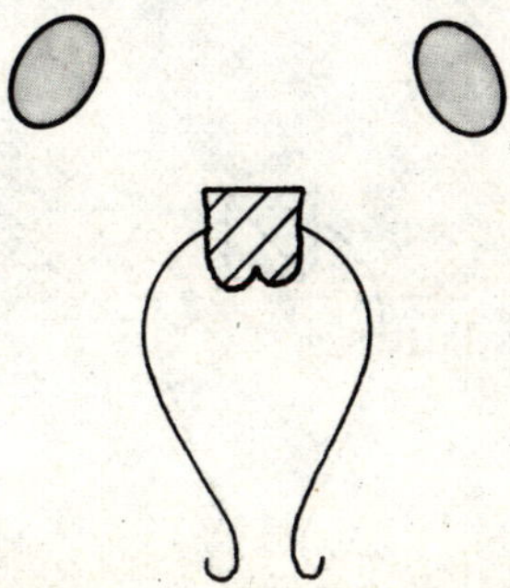

Les ovaires sont conservés : il n'y a pas ménopause

Hystérectomie subtotale avec annexectomie bilatérale

Avant

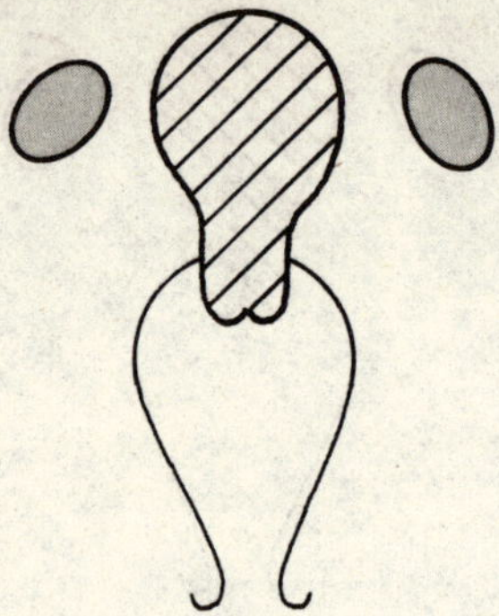

Après

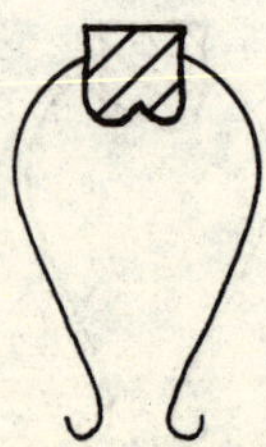

Les ovaires ont été enlevés : il y a ménopause

Hystérectomie totale

Avant

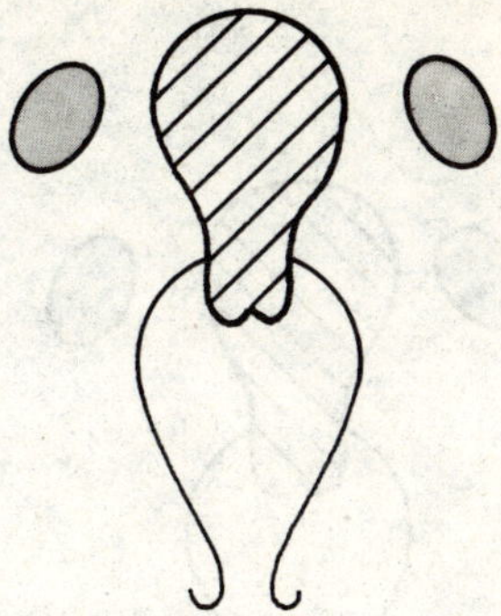

Après

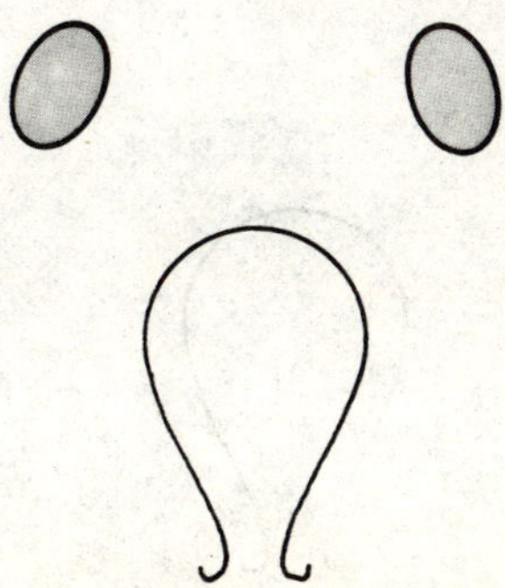

Les ovaires sont conservés : il n'y a pas ménopause

Hystérectomie totale avec annexectomie bilatérale

Avant

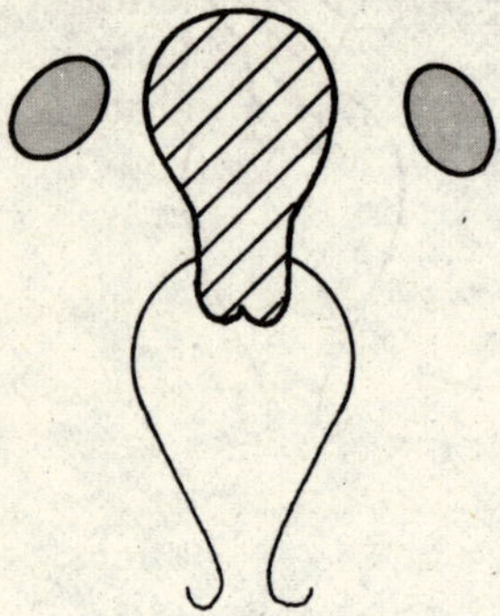

Après

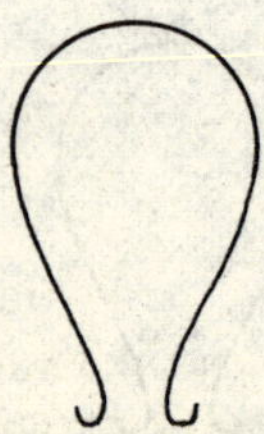

Les ovaires sont enlevés : il y a ménopause

En effet, une hystérectomie dite « conservatrice » qui n'enlève que l'utérus en laissant les ovaires, entraîne l'arrêt des règles, certes, mais n'entraîne pas une ménopause.

En effet, la ménopause se caractérise par l'arrêt de sécrétion des ovaires. Si on les laisse en place, les ovaires continuent de fonctionner normalement et de façon cyclique jusqu'à la date de la ménopause. Une courbe de température et des dosages hormonaux pourraient le prouver si besoin était. L'imprégnation hormonale, en particulier du vagin, est alors conservée.

De plus en plus, les chirurgiens ont tendance à conserver les ovaires au cours d'une hystérectomie, afin de ne pas « provoquer » la ménopause. Il faut « démystifier » l'hystérectomie. En effet, l'utérus a une importante valeur symbolique (féminité, fécondité...). Chaque femme se faisant une idée personnelle de son schéma corporel, l'hystérectomie peut être très mal « vécue ». Physiologiquement, l'utérus n'est qu'un récepteur, un « organe-cible » des hormones fabriquées par les ovaires. Sous leurs effets, l'utérus fabrique les règles. Si les ovaires sont conservés, il n'y a plus de règles mais l'imprégnation hormonale persiste et la « féminité », le potentiel érotique ne sont en rien altérés.

« Mécaniquement », la sexualité n'a aucune raison d'être modifiée par une hystérectomie conservatrice. Même, dans près d'un cas sur trois, la sexualité peut être améliorée, en particulier quand l'intervention a été réalisée pour de gros fibromes qui pouvaient rendre les relations sexuelles pénibles et douloureuses.

Pourtant, nous rencontrons des femmes dont la vie sexuelle a été perturbée par cette intervention : perte du désir, « frigidité ». Les plus exposées sont celles auxquelles aucune information n'a été fournie. Méconnaissance du corps, manque de communication totale avec le médecin, peuvent être responsables, après l'intervention, d'un véritable sentiment de « mutilation » physique et psychologique. Une information simple aurait pu dédramatiser la situation et éviter de pénibles séquelles psychiques.

Si au cours de l'intervention, on enlève les deux ovaires (annexectomie bilatérale), cela entraîne une ménopause chirurgicale.

Dans la grande majorité de ces cas, il est tout à fait possible, je dirais même indiqué, de traiter hormonalement la ménopause et ce d'autant que l'intervention a été réalisée tôt.

Les femmes qui ont subi jeunes, parfois très jeunes, une ablation des ovaires, sont les premières candidates à un traitement hormonal substitutif.

Il faut retenir qu'après une hystérectomie, quand les ovaires sont conservés, ou quand un traitement hormonal compense leur disparition, une femme conserve une vie sexuelle normale.

L'hystérectomie n'affecte ni la féminité, ni le pouvoir de séduction, ni le désir, ni le plaisir.

Les ménopauses précoces

Nous savons que la moyenne d'âge de la ménopause dans les pays occidentaux survient aux environs de cinquante et un ans, avec une très large fourchette allant de quarante-cinq à cinquante-six ou cinquante-sept ans.

Dans certains cas, la ménopause survient beaucoup plus tôt. On parle de ménopause précoce. Ces ménopauses précoces demandent à être confirmées biologiquement. Elles peuvent être dues à différentes causes :

- Les ménopauses précoces familiales sont les plus fréquentes : il y a sans doute des familles à ménopause précoce et des familles à ménopause tardive. Comme nous l'avons déjà écrit, au chapitre « Qu'est-ce que la ménopause ? », une femme est ménopausée, en moyenne au même âge que ses sœurs ou sa mère. Cette « règle » souffre des exceptions.

- Les arrêts de règles après « traumatisme » psychologique : l'arrêt des règles est ici brutal, réactionnel à un événement qui constitue une agression psychique : divorce, décès d'un proche, décès de la mère... La « ménopause » peut être ici réversible. Les cycles réapparaissent avec le retour à l'équilibre psychologique.

• Les autre causes de ménopause précoce sont beaucoup plus rares : anomalies génétiques, anomalies des ovaires...

14

A vous de mieux vivre votre ménopause

Page après page, la lecture de ce livre vous a permis de découvrir le « monde », les bouleversements qui se cachent derrière ce petit mot de ménopause.

Vous avez appris que certains symptômes dont vous souffrez peuvent être en rapport avec un déséquilibre hormonal, ce que vous ne soupçonniez pas. Il en va ainsi, certainement, des troubles psychologiques, du caractère ou de la prise de poids. Il faut désormais réagir et faire face. Le premier pas, et non le moindre, a été franchi puisque, maintenant, vous êtes informée des méfaits de la ménopause et vous savez que la médecine met à votre disposition des moyens efficaces de les surmonter.

Dites « non » au cours spontané de la nature qui prétend vous faire vieillir si vite, alors qu'il est possible de supprimer le « coup de vieux » de la cinquantaine. Quand vous souffrez dans votre corps et votre cœur, la réponse encore si fréquente : « Il faut laisser faire la nature » est désormais intolérable. Suivre un traitement, en particulier hormonal, de la ménopause nécessite une adhésion, une motivation de votre part. *Vous êtes maîtresse de votre santé.* C'est un choix à faire.

Ce choix vous incombe. Le médecin « éclairera » votre décision et mettra son savoir à votre disposition, en fonction de votre bilan, de vos troubles et de vos désirs. Vous devez bénéficier auprès de votre médecin de l'écoute, la compréhension, et l'éventuelle thérapeutique, auxquelles vous avez droit.

Les traitements vous procureront un bien-être physique et psychique à cette période critique, pendant laquelle il est si facile de « perdre pied ».

A elles seules, ces thérapeutiques ne suffisent pas. Il doit s'y associer, chez vous, un profond désir de lutter, de refuser la vieillesse, refus qui se traduira par une certaine façon de se comporter, de s'habiller, de continuer à assumer vos obligations familiales et professionnelles.

Grâce au traitement, vous pourrez conserver votre dynamisme, votre moral et un aspect physique avantageux.

Vous contribuerez ainsi à modifier, à améliorer « l'image » de la femme de plus de cinquante ans dans notre société et à détruire le « mythe » de la ménopause.

L'essor des traitements de la ménopause est tel qu'il est irréversible. Hier, privilège de quelques-unes, ces thérapeutiques sont désormais à la disposition de toutes les femmes. Il ne tient qu'à vous d'en profiter.

Le temps de la résignation est révolu.

Lexique

ADÉNOFIBROME DU SEIN : tumeur fibreuse bénigne du sein.

AMÉNORRHÉE : absence de menstruation.

ANDROGÈNES : hormones mâles. Elles sont sécrétées par les testicules, les glandes surrénales et, en moindre quantité, par les ovaires.

ANOVULATION : absence d'ovulation.

ATROPHIE VAGINALE : diminution des dimensions du vagin. Il s'y associe une sécheresse de la muqueuse vaginale. L'atrophie porte souvent sur l'orifice d'entrée du vagin. Elle est une des conséquences de la carence ovarienne.

BIOPSIE : examen qui consiste à prélever un fragment de tissu afin de l'analyser.

CASTRATION CHIRURGICALE : c'est l'ablation chirurgicale des ovaires ou annexectomie bilatérale. Elle entraîne donc une ménopause chirurgicale.

CŒLIOSCOPIE : intervention qui permet de visualiser l'intérieur de l'abdomen avec une optique spéciale introduite au niveau de l'ombilic. Elle est réalisée sous anesthésie générale et ne laisse qu'une cicatrice d'environ deux centimètres autour de l'ombilic.

COLPOSCOPIE : examen du col utérin à l'aide d'une loupe. Elle permet une vision fine des éventuelles anomalies et permet de « diriger » une biopsie.

CURETAGE BIOPSIQUE : intervention qui consiste à « racler » l'intérieur de l'utérus à l'aide d'une curette, pour l'analyser.

DIAPHRAGME : méthode de contraception féminine mécanique. C'est un obturateur, de forme demi-sphérique qui recouvre le col utérin.

DYSMÉNORRHÉE : règles douloureuses.

DYSOVULATION : ovulation de mauvaise qualité.

DYSPAREUNIE : douleurs pendant les rapports sexuels.

ENDOMÈTRE : couche de tissu qui tapisse l'intérieur de la cavité utérine. L'endomètre est un récepteur des hormones ovariennes et son aspect varie au cours du cycle, sous leur influence. C'est la chute de l'endomètre chaque mois qui donne les règles.

FIBROME : tumeur bénigne de l'utérus.

FOLLICULINE : œstrogène (œstrone).

FROTTIS : prélèvement de cellules à différents niveaux (vagin, col, endocol, endomètre) pour étude de dépistage et étude hormonale.

GLAIRE CERVICALE : sécrétion des glandes du col de l'utérus sous l'influence des œstrogènes.

GONADOTROPHINES OU STIMULINES HYPOPHYSAIRES : ce sont des hormones hypophysaires qui commandent le fonctionnement des ovaires. Ce sont F.S.H. (hormone folliculo-stimulante) et L.H. (hormone lutéinisante). On peut les doser dans le sang ou dans les urines (G.U.T. : gonadotrophines urinaires totales).

HYSTÉRECTOMIE : ablation chirurgicale de l'utérus. L'hystérectomie totale enlève la totalité de l'utérus. L'hystérectomie subtotale laisse le col en place.

HYSTÉROGRAPHIE : radiographie de l'utérus.

IMPLANT : comprimé contenant des hormones que l'on place dans le tissu sous-cutané et qui se dissout en plusieurs mois.

INSUFFISANCE LUTÉALE : se caractérise par l'insuffisance de production de progestérone à la suite d'une dysovulation. Elle réalise un déséquilibre hormonal au profit des œstrogènes.

MAMMOGRAPHIE : radiographie des seins.

MASTODYNIE : douleurs des seins. Elle est un signe du syndrome prémenstruel.

MASTOPATHIE, MASTOSE : maladie bénigne des seins.

MÉNORRAGIES : flux menstruel augmenté en abondance et en durée.

MENSTRUATION : règles.

MÉTRORRAGIES : pertes de sang utérines.

MYOMECTOMIE : ablation d'un fibrome isolé, laissant le reste de l'utérus en place.

ŒSTROGÈNES : hormones sécrétées par les ovaires, au nombre de trois : l'œstrone, l'œstradiol, l'œstriol.

OSTÉOPOROSE : déminéralisation généralisée du squelette.

PROGESTATIF : produit de synthèse ayant une action proche de la progestérone.

PROGESTÉRONE : hormone sécrétée par l'ovaire en seconde partie du cycle après l'ovulation. Sa quantité fabriquée est en rapport avec la qualité de l'ovulation.

PROLAPSUS : chute d'un organe par suite du relâchement de ses moyens de fixité.

RÉTROVERSION UTÉRINE : position de l'utérus, basculé en arrière. Chez environ une femme sur cinq. La rétroversion est soit primaire (de naissance) soit secondaire (après un accouchement).

STÉRILET : appareil contraceptif de quelques centimètres placé dans l'utérus.

THERMOGRAPHIE : examen qui étudie la chaleur des tissus. Essentiellement utilisé en pathologie des seins.

TABLE

Composition réalisée par C.M.L. - MONTROUGE

IMPRIMÉ EN FRANCE PAR BRODARD ET TAUPIN
7, bd Romain-Rolland - Montrouge - Usine de La Flèche.
LE LIVRE DE POCHE - 12, rue François Ier - Paris.
ISBN : 2 - 253 - 02641 - 7

30/7784/9